人生を変える

本当の自分を輝かせる方法

あけたひとみ 著

セルバ出版

はじめに

幸せに生きるための　〝人生ミッション〟

私は生まれたときから神様の存在を身近に感じていました。

神様はいつも見守ってくれています。神様は色々な視点で物事を教えてくれます。

ずっとずっと友達のような存在でした。

いきなり変なことを言いますが、この変な「体質」で生まれ、物心ついたころから人が見えないものが見え、聞こえないことが聞こえることで生きづらさを感じてきました。

そうした生い立ちを全否定してきましたが、あるキッカケを転機に、その体質を受け入れることで「魂が喜ぶ毎日」を過ごせるようになったのです。

本書ではそうなるまでの私なりの考え方、方法、そして中医学・気功を基礎とした体の仕組み、整え方をお伝えします。

100人100通りと言われるように、人は皆違います。同じ部分もあれば、違う部分もあります。が、皆さんの多くはその〝違い〟に悩まれているのではないでしょうか。

人と集団で過ごす中でその違いによって、褒められたり怒られたりといった経験をしますが、その経験の中で「違い」が長所ではなく短所となり、その短所に敏感に反応するようになります。その過剰な心の反応があなたの健康を損ない、未来に起こる無限の可能性を狭くしてしまうのです。

私は、人の内面が見えることでとても周囲が怖く、健全な人間関係が築けない時期があり、自分で受け入れるにはかなりの時間がかかりました。

今でも恐怖がゼロではなく、日々魂の成長のため「恐れ」を手放すような出来事が頻繁に起こります。

そういうときには原点である『自分』の源に還り、一点に集中します。思考がリセットされ、心がニュートラルになり、体も心もリラックスします。

本書は、私と悩み事は違っても結果的に「解決法」は同じなのだということを何度も読み返しながらいつでも自分の不調を自分で整えられるような常備本として一家に1冊心を整えるための本として置いてもらえると嬉しいです。

時代がどんなに変わっても人間の細胞や自然、宇宙のエネルギー体が変わることはありません。何百年何千年という単位でみると環境に応じて人体が進化する部分もありますし、退化する部分もあります。

しかし地球上にある技術が進歩する一方で本来人間に備わる「考える」「感じる」「修復する」体ではなくなり、逆に病気になることも最近では当たり前になり、自分自身に備わっている『自然治癒力』の存在を忘れられてしまったような気がします。不調を薬で治療することが当たり前となり、病気へのアプローチは様々ありますが、養生や健康を増やすアプローチ方法は学ぶ機会が少ないと思います。

医療の発達はいいものも生みますが、弊害も生みます。自分に必要なものを選択するために幸体学の中にある「表と裏の考え方」が大切になってくると思います。

どちらもあっていいし、どちらが正解と言うこともなく、うまく共存していくことが今の私たちには必要で、自分にとって進化した技術をどう体に取り込み、使い分け取捨選択していくかが課題ということです。

人間は本来自然由来で、生きる生存本能、自然治癒力が備わっていて医学ではまだまだ解明できない眠ったエネルギーがあります。毎日毎日１００％で生きることはほぼ不可能ですが、すり減ったエネルギーを自分で回復させて元の状態に戻すことは可能です。

私が、中医学を基礎とする整体で20年以上霊視をしながら内面にあるものと、外側に見えている身体の不調を探求し続けて感じてきたこと、自分のエネルギーを最大限に引き出し、仕事や人間関係、夢や目標に向かって活かす方法を本書にまとめました。

誰にでもできる「気功」と「身体を整える基礎」、そして人として生まれて「幸せに生きるための本質」をお伝えしたいと思います。

私自身、自分の世界観を自分自身で受け入れたことで、どんどん現実が好転し始めました。

昨年には、新築の整体院を開院するという「夢」を叶えることができました。

直接「施術に来院できない人にも伝えたい」「エネルギーを知ってもらい健康な人が増えて欲しい」「もっと健康に目覚めて欲しい」そんな思いで執筆を考え1年以上の時間が過ぎました。

幸体学は、宗教でも占いでもありません。自分の中にあるエネルギーに気づき、使い方や感覚を覚えていただき、自分の能力を受け入れて発揮できるツールとして日々の生活に取り入れていただきたいです。自己啓発やスピリチュアルな要素も含みつつ、気功整体師目線からの健康な体づくりを目指す考え方としてご活用いただけると嬉しいです。

「いのち」には、様々な考え方がありますが、幸体学では「魂」は何度も転生しているという前提でお話しています。少しでも「健康意識」の底上げと、心と体が健康でいることでどんなことでも可能にしていける力をあなた自身が秘めていることを感じていただければ幸いです。

すべての人が〝自分らしく健康で幸せな体質〟を取り戻すために本書を読んでくださり、幸体学の考え方に触れることで、少しでも心が軽くなったり、今ある幸せに気づいて未来に光を感じていただけるよう心より願っています。

2024年2月

あけた　ひとみ

人生を変える　～本当の自分を輝かせる方法～　目次

第3章　霊

第4章　心

第5章　体

第10章　幸体学

第1章

神

1　中医学とは

4000年の歴史を持つともいわれる中医学

中医学とは、2年以上も昔から伝わる中国医学です。中国最古の医学書と言われる黄帝内経を元に中国では「中国医学」、日本では「漢方医学」、韓国では「韓医学」となり、それぞれの国で独自に発展してきました。

そしてそれらすべての総称を「東洋医学」と言い多くの人に馴染み深いものとなっています。

2　中医学の基礎

"幸体学"とは

中医学の基礎は、整体観・弁証論治・未病先防から成り立ち、身体の内側と外側の要素は互いに関連し合っているのと同じで、人と自然界も相互に関連し合い循環し、人間は自然の一部であり、人間の存在もまた自然そのものであるという基本概念を持っています。

そして、未病・陰陽五行・腎の考え方などの基礎理論に加え、技術・実践を加え、さらに「整体」「こころと体」のバランスのとり方、宇宙意識、目に見えない気の医学である「気功」を独自に組み合わせたものが「幸体学」となります。

病へのアプローチ方法としては、チベット医学の考え方でもある、過去世のカルマ／今世のカルマ／霊障からの問題を丁寧に読み解きます。目に見えないからと言って、これらを無視することはできません。説明のつかない病状や、奇跡的回復などはこれらが原因であると考えるからです。これらのことから幸体学では、霊・体・心を癒し、『魂』を目覚めさせることで、本質的自分や自然治癒力を引き出しています。

人は神の子である

天地宇宙と身体は同型であり「気は循環し、万物もまた循環する」という法則性は、人は自然に生かされ、宇宙は神に生かされているという意味です。

どんなに文明が発達しても、人の「いのち」を生み出すことはできず、地球上で細胞分裂し誕生したというプロセスは、人がプログラミングできるようなことではありません。故に、人は神の子であると言えるのではないでしょうか。

私たちにできることは、人間が創り出せることの範囲を超えた存在（ここでは〝神〟としています）に感謝をし、今ある生活習慣、地域、環境、季節など人を取り巻くすべての環境を総合的に分析し人体への影響や相互作用も含め考察した「健康と幸せ」を模索していくこと、追求し続けることが大切だと考えています。

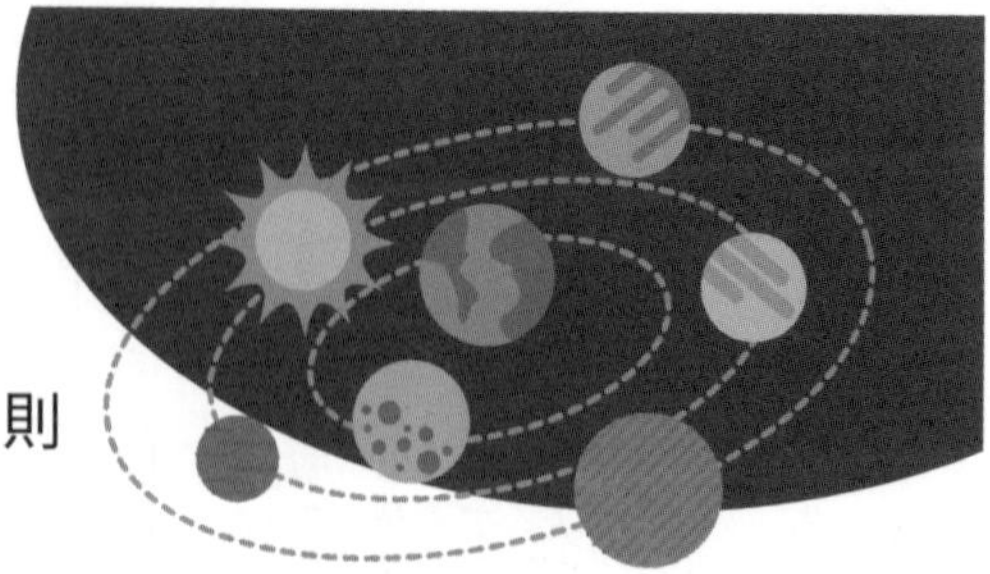

宇宙の法則

人は自然に生かされ
宇宙は神に生かされる

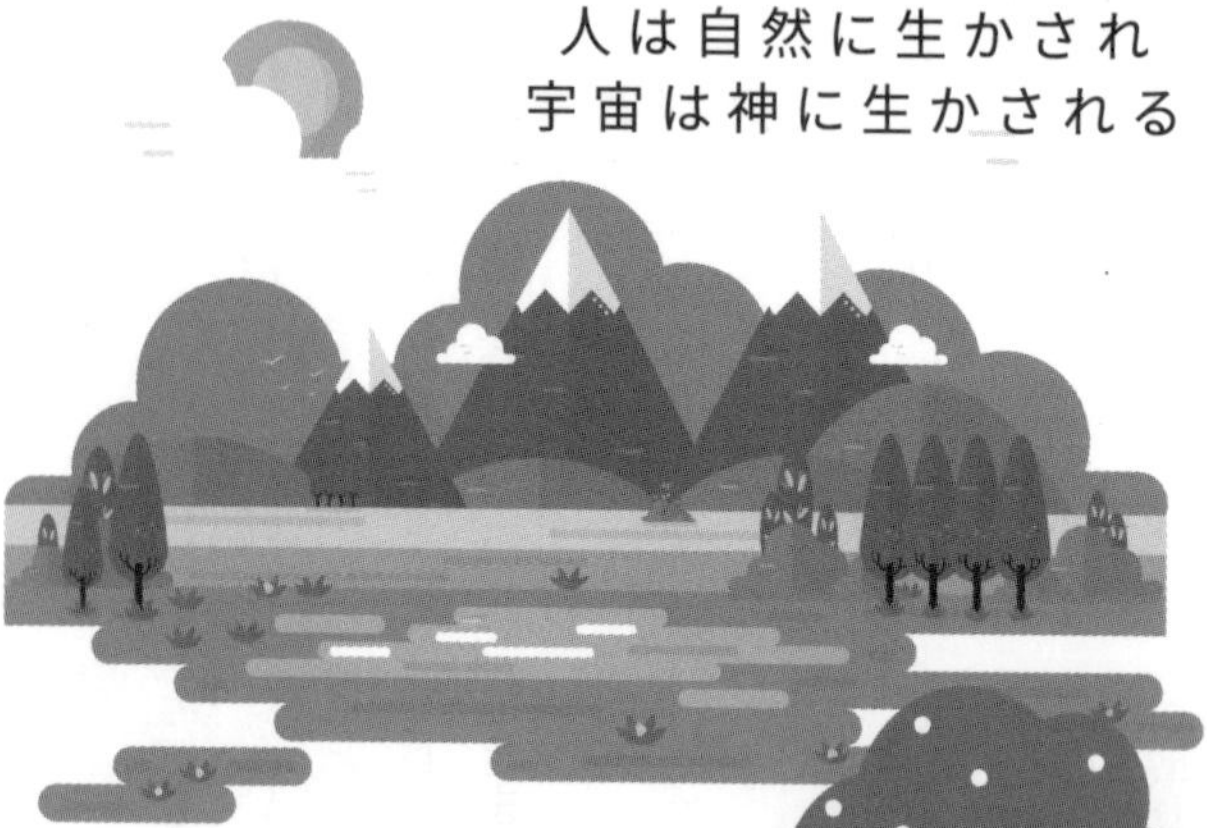

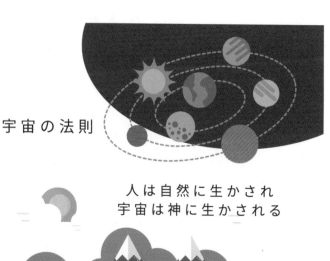

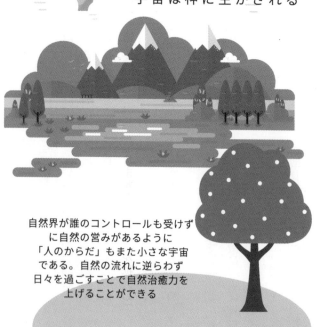

自然界が誰のコントロールも受けず
に自然の営みがあるように
「人のからだ」もまた小さな宇宙
である。自然の流れに逆らわず
日々を過ごすことで自然治癒力を
上げることができる

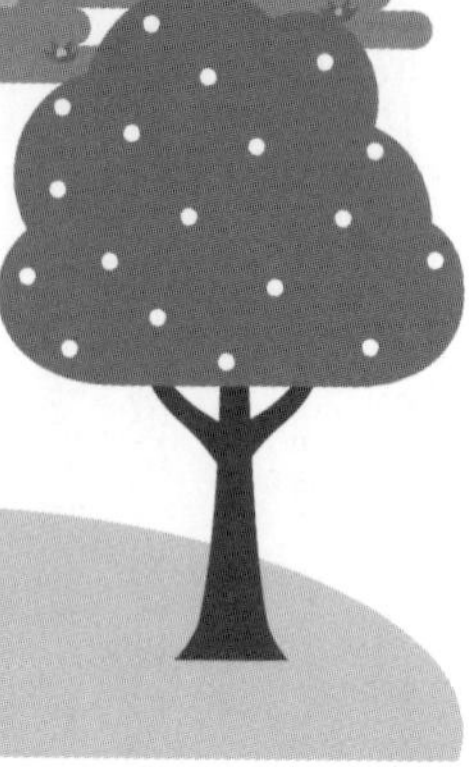

3　大宇宙と小宇宙

宇宙の法則

大きな宇宙のことを知ろうとすると、小さな最小単位を知ることが必要で、共通する宇宙を知ることで、最小単位の集まりが宇宙を構成しているとも言えます。世の中を肉眼で見ると、目を通して見えるモノとして人間は肌で、物は机や椅子などとして確認できますが、肌や物を拡大してみるとすべては細胞・素粒子でできていることがわかります。目に見えない細胞同士のかたまりが、この世の中をつくり地球をつくっているとすると自然と人は常に共存し、陰陽五行が宇宙森羅万象の営みを語る上で基本的な考えであるのに対し、精気神の三者は人間の生命現象の発生や変化（健康・病気）の根本となっています。大きな宇宙も小さな原子の世界も同じ法則性で循環し、現代では量子論などでもその世界が証明されつつあります。生命が誕生し進化していく中で「ことば」や「数字」を覚え、聖書にも「はじめにことばがあった」とあります。ことばは神とともにあったという意味は、万象の根源は「ことば＝神」から始まり、自然の循環、人の営みの道しるべとなるものは「ことば」で言い伝えられてきたということになります。

私たちはどうでしょうか。普段の何気ない会話の中で飛び交う「ことば」をどのくらい意識しているでしょうか。「ことば」はエネルギーです。愛のある言葉は人を癒し、愛のない言葉は人を傷つけます。「ことば」に愛を込めるとエネルギーが現実的に変わり始めます。

無形から有形が生まれる

天と人は親子の関係となり天の循環を知ることで人の生活の循環を知ることができます。とすると「天＝神」で天の立てた法則性の中で生活していて、それを「ことば」や「数字」などで表し「いい流れ」からはずれないように今現代にある「占術」となって言い伝えらています。

宇宙全体、見えないものを図るときに具体的に表現したのがピタゴラス、中華思想の中でも、無極が二気　四象　八卦　と手順を踏んで成長する数字は無形のものから有形の二気（二極陰陽）としてできたことを表しています。

こういった原初、無形なものから現れるものとして現代科学でいうビックバンがあります。

三才観（さんさいかん）という古代から考えられている東洋思想の宇宙論があります。三才とは「天・地・人」を三才といい「水木火」を三材といいます。

「三才」は宇宙の三次元の世界を表したもので、すべての法則性の原点にもなります。

陰陽世界観

江戸中期につくられた日本初の百科事典「和漢三才図会」にも、次のことばがあります。

「天は理であり気である。遠くから見れば蒼蒼としているので蒼天という。天を主宰するものを帝という。天が実際に活動する姿を鬼神（神霊）という。天の本元の性精（気）を乾という。宇宙根源の一太極が分離して、清く軽いものは上って天となった、これが陽である。濁って重たいものは下って地になった、これが陰である。中ほどの調和した気は人となった、これを三才という」

もとは「荀子」のことばです。

「天」の陽気と「地」の陰気が調和することによって「人」の気が生成されるという思想で、目に見えないことを今では様々に理論で説明されています。宇宙を「天」の父（男性）「地」を母（女性）として見た場合、父と母に囲まれて幸せに生きるのが「人」（人間）という考え方、世界観になります。

姓名判断とのつながり

姓名判断の中にも「天画・地画・人画」があり、人の運命を調べるときにも数秘術ほか占星術があり、人の運命も大きな流れがあってその流れを人々にわかりやすく伝えてきたのが巫女やシャーマンと言われる神のことばを降ろす人たちです。ある程度の「運命」を持ってこの地球に生まれ「幸せ」を感じるようにできていて、その運命（天）に従うことで幸せを感じることができます。

では、運命は決まっていて自分で変えられないのかというとそうではありません。ただ運命を変えていくには時間の経過と自分の細胞のはじまりを遡る必要があり、1回の人生で全てが始まり終わるわけではないということを理解しないといけません。

私たちは父と母のＤＮＡから生まれていて、その10代前には１０００人ほど、30代前に遡ると

10億人にも及ぶ「人」の関わりがあって誕生しています。その中に組み込まれた遺伝子情報を「結婚」「出産」することにより組みかえられ、新しい運命を授かります。

文明が大きく変わるときには戦争やパンデミック、自然災害等が起き破壊と再生が起きることと同じで、人の運命も事故や怪我、病気、人の死などが起こることにより変わります。

幸せは決まっている

天が指し示す循環をたどると「幸せ」の方向へ進みます。その幸せの道から外れたときや、魂の成長を促すときには「神の修正」があります。それは私たちの「現在」の1つの人生として考えるのではなく、先祖代々から続く宇宙の循環における長い時間経過の中で考える必要があります。

「天の理　地の利　人の和」という孟子のことばがあります。

あなたが運命を変えていくとき、天の理（わくわく・安心する）に従うと、地（環境）があなたに与えられ、人の和（あなたを助ける人）が現れ道が開けます。

ワクワクすること、やりたいことが見つかって進みだしたときに、何か障害があったり、思うように進まないときがあります。それは、「神様試験」です。試練を目の当たりにしても、続けたいことなのかあなたの「本気」が試されています。それでも貫きたいと思う気持ちや、何のために進みたいのか、なぜ達成したいのか。自分の「心の声」に従ってみてください。乗り越えた先に「幸せ」があります。自分の感覚・直感を信じてください。

４　大宇宙と少宇宙のつながり

宇宙と人間の共通点

大宇宙は宇宙という大きなスケールで、小宇宙とは微視的なスケールや微小な世界のことをいいます。これらは、宇宙と人間で比べることもできると思います。

面白いことに、人間、地球、そして宇宙にはいくつかの共通点があります。

①　基本的物質が同じ
②　重力の影響を受けている
④　エネルギーを相互交換している
⑤　地球上の生命と宇宙全体は時間と共に進化し変化している
⑥　生命は有機物から構成されている

これらの共通点をみても、私たち人間と地球、宇宙は相互に関連していることがわかります。科学や哲学の視点でも研究が続けられています。

こうした共通点があり、共に進化成長し続けていることを知ると、自然や宇宙との距離はなく一体感をも感じられるような気がします。つまり、私たちは自然や宇宙の一部であるということです。

こうして意識や視野を広げることで可能性も無限に広がります。

陰陽五行説

中医学では、人間は宇宙の一部であるという考え方があります。

小宇宙は大宇宙の中にあります。つまり、人間は自然界の一部なので、自然の法則にしたがう存在です。そして、その自然の法則を「陰陽説」と「五行説」としてさらに自然と人間の相互作用や関係性について説明しています。

自然の要素を木、火、土、金、水に分け、それらがお互いに影響し合っています。

全体的なバランスを大切する考え方です。また、陰と陽の考え方も含まれていて、対立する要素でも、バランスが大切なことを示しています。

この考え方は、自然への理解、健康、気象、季節、感情など多くの側面を説明することができます。宗教、医学、占いなどに影響を与えました。自然と人間が調和し、バランスを取ることの大切さを教えてくれています。

5　人を構成する「水」

気・血・津液

人の体は「水」でできていることは広く知られていますが、少し踏み込んでいうと、人の体は「気」「血」「津液」によって構成されています。人が生まれるときには「羊水」の中で生きていて、水が湧き出る場所で人は生活をしたり、神聖な場所としてあがめたりするなど人の生命維持には必要不可欠なものです。

人の身体は小さな粒子でできていてそれらは細かく振動し、波の性質を持っています。声を出すと喉が震えますし、大きい音がなると振動することはみなさんわかると思いますが、人の内臓や身体の中にも水があり止まることなく絶えず流れ水が振動しています。目に見えない振動を身体の細胞は感じ取り脳に読み込んでいきます。

水は感情を記憶する

例えば日々ストレスを感じていたり気持ちよくない「感情」や「ことば」を自分の中に持つということは、身体の水はどんよりとして波動は下がり重たくなります。逆に毎日が生きている喜びに溢れ感謝できるような生活をしていると気持ちも明るく流れが活性化して澄んだ水となり波動が上がります。

つまり嬉しい、楽しい、幸せなどの「波動が上がることば」と、クソ、バカ、イラつくなどの「波動の下がる」ことば、どちらを多く日常で使うかによって、あなたの身体の中の「水」は振動数が変わります。その振動数が「波動」となり、その波動を私たちは無意識のうちにキャッチし直感的に分析判断しています。「類は友を呼ぶ」という例えも「同じ波動の人や物が引き合う」ことを意味しています。これが波動の法則です。

引き寄せの法則

よく耳にする「引き寄せの法則」は、ピアノの調律で「ド」を出すと同じ「ド」が共振するように、あなたの身体の中に流れる振動と同じ振動の人があなたの周りに集まる現象のことです。

あなたが常にいつも何かに対して不満を持っていたり、イライラざわざわしていたとすると、あなたの周りは同じような人がきて衝突したり問題が降りかかってきたりします。あなたの身体の細胞は日々分裂して新しく生まれかわっています。身体の水が濁ってどんよりしているとしたらどうでしょうか？　想像してみてください。

あなたが決めています

あなたの1日の感情を決めるのは、周りではなくあなた自身です。例え嫌なことがあったとき「波動が低いほう」ばかりにフォーカスしていると、それが現実となってしまいます。

あなたが楽しい「気」を発しているときは、あなたにとってより楽しく、嬉しくなるような現実が引き寄せられるとすると、内側の感情を整えることで、あなたにとって「嬉しいこと」が頻発します。

常に思い描く思考を現実化していくためには、自分自身が秒単位でいい波動を維持して次々と起こる現実にバランスを取る必要があります。

あなた自身が決められる感情を誰かのせいにして、何かのせいにして「我慢」をして生きるのであれば「選択できる」ということをまずは理解して、ホッと安心して快適な時間を増やすことが先決です。

勉強したくないけれどもしなければいけない、と考えるのは波動が下がるとすると、ご褒美を用意することや、勉強する目的は？　そもそも勉強をしなければいけないのか？　と根本原因を追究することで見えてくるものもあります。

自分の人生は一度きりで、自分が全うしなければ「幸せ」に近づくことはできません。宇宙は、男と女、月と太陽、表裏のように陰陽があって、毎日嬉しくて幸せだけの人生も、悲しくて辛いだけの人生もありません。

あなたがどちらにフォーカスしているかで、1秒後1か月後1年後の未来は変わっていきます。悲しくて辛いことが起きたときには、必ず同じだけの喜びがあると思えるか、自分自身が選択できる権利を持っていると思えるかが一生を左右します。

衝撃的な出会い

私が20年前に出会った『結晶物語』という本があります。今述べたような水の原理が書いてあり、私の原点でもあります。

サブタイトルにありますように、私は水からいろいろなことを教わりました。

その中でも「素粒水」に出会ったことで、私がずっと知りたかったことがわかり、点と点がつながりました。ようやく自分をカタチにしてくれるものを見つけたような衝撃が走り、そのときの感動は今でも忘れられません。

元気の「気」

元気とは字のごとく、気の元のことを言います。

これは、気功の考え方でもあり、元気の「気」の意味を知っている人はほとんどいないのではないでしょうか。

また、私たちの生活から「気」を感じることも減ってしまったように感じます。本当ならば新鮮な野菜、肉や魚の命である「気」をいただくのが自然の流れですが、季節外れに栽培されるもの、無理に太らされた肉、流通するために必要な保存料、世界基準ではありえない日本の添加物や農薬、すべてが不自然です。

エネルギーの減少

すべてがエネルギー体であるので、こうした不自然のものを加えることによりエネルギーは重たくなり停滞します。停滞したエネルギーを取り込んでも人間の体に取り込むのは難しく、整っている状態がわからなくなりつつあります。

身体から生み出す「気」が滞るということは、私たちの日常、気持ち、身体の機能すべてに影響を及ぼします。整ったエネルギーやエネルギーの溢れた何かに触れることがなくなり、この不自然な生活に違和感しかありませんでした。

エネルギーがあるもの

素粒水は水そのものが振動していてエネルギーがあります。エネルギーが整っています。「生命そのもの」それくらい命を感じる水です。自分の身体も水でできているので、そのエネルギーに触れるということは自分も整うということです。

水に限らず自然も同じで、山や川、海など「ここ」に来るとリセットされる、元気になる場所があれば、そこがあなたのパワースポット＝整う場所となるわけです。

自然治癒力

本来エネルギーが整っていると自らエネルギーをつくり出す力があります。人間でいう自然治癒力です。治す力があるのにどんどん病気が増えていく、この不自然が私には苦しかったのですが、この水のエネルギーに触れ、原理を知ることで納得し、安心が増えました。多くの人に水本来のエネルギーを感じて欲しいなと思います。

今まで、他者にこの感覚を理解してもらうのに大変苦労もしましたし、言葉にできなかったことが悔しかったのですが、カタチとして「水」があり、多くを説明する必要もなくなりました。

私たちも60％以上が水で構成されています。水が大切なことは言うまでもありません。私にとって、水は先生とも言えるかもしれません。自然から教わることがたくさんあることを改めて実感しています。

6　神

神という言葉の誤解

「神」ということばは様々な誤解を生じます。それは、信じることや対象が違うことと、人それぞれに見えている世界や感覚が違うため、一致させることができません。私の場合は、既に亡くなっている偉人やご先祖様を「神」と言っているのではなく、人間の世界をはるかに超えた、大きな大きな存在。神秘的な存在を「神」としています。

そこには、自然界のエネルギーも含まれます。人間の生命エネルギーも含まれます。エネルギーという生命体を「神」と捉えているので、すべてに神が存在し内在しているとも言えます。

光を神と例えることもできます。光の色や強さによって、エネルギーの種類や見え方、感じ方が違います。これは、周波数とも置き換えることができるかもしれません。

このように、一方面だけの理解や解釈ではなく、それぞれの分野の共通認識や共通周波数として見てみると、同じことを言っているのに、「言葉」が違うことでのズレがあることに気がつきます。こうしたズレがとても多いと感じています。

「神」という概念も人それぞれ、周波数も次元までも違う言葉として使われています。考えるときりがありませんが、こうしたことを知っておくことで、お互いを理解したり、許すことができるような気がします。

また、生命エネルギーという観点でみると、生命活動をコントロールしている「意識」を「神」と例えることができるため、「精→気→神」のように意識のトレーニング方法や順番を表現する場合にも使用します。

7　命

命を大切にしていますか？

「命」は大切です。さて、自分の命を大切にしているでしょうか。

自分の命も毎日毎秒、エネルギーを燃やして、消耗して生きています。『命』は有限です。無限ではありません。消耗するからこそ補うことが必要であり、食べることや寝ることが大切なのです。当たり前のことと思うかもしれません。でも、この当たり前を大切にできている人が少ないと思いませんか？

仕事や育児に忙しい、介護や病気があり思うようにいかない。そんなとき、何を優先にするか。その優先順位は、きっと自分の体を養生することではなく、外にエネルギーを使うことに消費していると思います。

人はいつ回復し、人はいつ元気を増やすのか。心に余裕があればいいですが、体も酷使しているうえに、心まで苦しい人が多いのではないでしょうか。

心を見失う前に

既に心を感じていない方も多いかもしれません。それくらい、忙しい毎日に追われている人は多いのではないでしょうか。または、心を見失うことを、仕方がないという人もいるかもしれません。今ある現状をどうにもできない、と開き直っている方もいらっしゃるかもしれません。

だからこそ、ストレスを感じていることに目を向けてほしいです。自分の心をなくして周りの人や生活のために働き続けていませんか？　心にも限界があります。酷使し続ける生活習慣が病気の原因へとつながります。仕方がない現実も承知の上で、どうか自分の『心と体の声』に耳を傾けてみてください。自分を無視するのではなく、「辛い」と気づくだけでもストレスは軽減されます。できる範囲で、自分の体と心の休息や気分転換を大切にしてほしいです。

病気とは「病い＋気持ち」と書きます。字の通り、心が元気でなければ体は元気になりません。心の余裕を保つために心を癒す時間をつくって欲しいです。もしかしたら、簡単なことのようで一番難しいことかもしれません。だからこそ、自分自身に向き合うことが大切なのです。難しい医学や栄養を学ぶよりも、シンプルに大切なことのような気がします。

第2章　魂

1　前世・転生

あなたは、前世の記憶がありますか？

私は正直なことを言うと、人が輪廻転生するという考え方を疑っていました。ところが、自分の中にある〝記憶〟を辿ると、生まれてからの経験にないものであったり、味わったことのない感情があったり、この経験は誰の経験なんだろう？　と自分なのに自分ではない記憶を感じることが度々ありました。

それは幼少期から夢で見ていたものや、訪れたことのない場所を鮮明に知っていたり、生活の中でもデジャブといわれる現象を度々感じてはいましたが、それでもかき消していましたし、気のせいだと忘れるようにしていました。

衝撃的な一致

ところが、過去世の見える先生にセッションをしていただいたときに、先生の見えている映像と、私が知っているその記憶の内容が一致したのです。そのときには、これ以上疑い続けるほうが難しいと感じるほどで、前世があり転生していることを受け入れざるを得ない状況でした。

それから、私は、素直に前世の悲しみや苦しみを癒すことを始めました。過去と今が重なる部分が、すっかりと浄化されると、普段の生活は変わらないのに、人間関係も変わらないのに、自分の考え方、受け取り方、見え方までもが変わりました。過去を整理することの大切さを身をもって体験したのです。

この体験から、幼少期のトラウマに遡るだけでなく、ご先祖様からのつながり、さらに、前世の記憶も癒すことを大切にしています。今ある現実が今のものとは限らないのです。信用できないかもしれません。私も同じでした。でも、その過去が癒されることで私はとても生きやすくなりました。人と関わる恐怖もなくなりました。

2　生まれてきた意味

存在するという価値

あなたは、自分が「なぜ生まれてきたのか」を考えたことはありますか？

生まれたばかりの赤ちゃんのころは、泣けばミルクが与えられたり、おむつを替えてもらえる、笑いかけてくれる、あったかい腕のぬくもりの中にいるなど、何もしなくてもやってもらえていたはずです。こうした育ちの中で「何かをすると与えられる」ということを覚えたり、自分のした行動で人が怒ったり、悲しんだり、喜ぶなど感情が左右されることも学びます。

冒頭のような「生存」に対して疑問を持ちやすい人は特に「自分」と「他者の」違いや何か埋め

るものを常に考えてきたのではないでしょうか。

人は「あるもの」を認識することは苦手で、「ないもの」は敏感に感じやすく、それが生き辛くなる理由になる場合もあります。さて、もう一度質問します。『あなたはなぜ生まれてきたのでしょうか？』これがわかれば苦労はしませんよね。

しかも世の中には様々な人がいて、世紀の大発見をするような人とそうでない人がいます。そして何かしらの目標を掲げて「達成する人」と「達成しない人」がいます。この大きな差は何が違うのでしょうか。皆、同じ肉体を持ち生まれてきて、できることと、できないことが様々です。

疑問を持つ

人生の中で何か早いうちから「自分はこのために生まれて来たんだ」と思えるようなきっかけに出会えた人は、残る余生を十分に活用できますが、人生の大半を終えて気づく人も、また一生をかけても気づかない人もいます。何が違うかと言えば、そのような考えや疑問を何度考えたのか、考えさせられるような出来事に出会うかによって違うような気がします。

大きな交通事故に遭遇してもかすり傷で済む人もいますし、生死にかかわる場合もあります。親を知らずに生きた人、何かしらの障害をもって生まれた人、環境や境遇で違い、同じ人はいないし、比べることもできません。ただ、自分の経験のないことを想像することは難しく、ほとんどの人が「自分の経験」の中に生きています。

「なぜ生まれてきたか」の答えは、あなたの経験してきた世界にヒントがあります。なぜ生まれたのかを全く考えたことのない人もいると思います。その逆に、その「問い」の「答え探し」に翻弄し、疲れ切ってしまう人も、最近は多くご相談にいらっしゃいます。昭和、平成では起きなかったようなことが令和になって起こり、生き方、ライフスタイルなどが一変しました。生き方が多様になることは、自分のあり方をそのまま貫きやすい反面、自由がわからない。私の使命は何なのだろう？　なぜ私は産まれてきたのだろう？　と不安や疑問を感じている人も多く、その答えはわかりそうでわからず、違和感をそのままになんとなく日々を過ごしてしまい、心も疲れてしまいます。

生きがいを見つけることが鍵

「自分はこれをやるために生まれた」ということがわかる人は、人生の短さについてよく理解し、なるべく早く目標達成させたいので集中力が高く、人に影響されにくくなります。自分がやりたいと思うことをうまく社会に反映するので成果が出たり、収入につながるなど充実した時間が過ごせます。

会社員生活を定年でやめてから「生きがい」のようなものを見つけて過ごす人は、周囲から見ると「そんなものが？」と思うようなことでも毎日が楽しく幸せです。例えば、他人から見たら体力的にきつそうに見えても、それがその人にとっての幸せであったりします。こういった「幸せ」の本質は、物質的なものよりも感情が訴えてくるものです。それでも、「魂の訴え」は常日頃、誰かの評価のために頑張ることで却下されやすく、心で感じても1秒で訴えは消されてしまい、「なぜ生まれたのか」の本質に近づきにくい状態になります。

素直な気持ち

では、「魂の望み」に近づくためにはどうしたらいいのか？　それは、日々自分の心が感じるまま素直な気持ちを大切に生きることで見つかりやすくなります。例えば、物心ついたときから「できたこと」「気になること」「無性に好きなこと」「行ったことも見たこともないのに知っている場所」そこにヒントがあります。自分では「当たり前」「簡単」と思っているような得意なことにも自分の心を感じるヒントが隠されています。

また、初めてなのに、なぜか一度経験したことがあるように感じることは、「魂の記憶」として、今の肉体に影響している場合があります。

何か1つでも、思い当たることはないでしょうか？　自分は得意で人が苦手なこと、本当は好きだけど人に言っていないこと、感覚として感じる人も多いと思います。誰かの安心する香り、好きな音楽、好きな感触などは幼少期の名残りですが、そんな記憶も経験もないのに、ふと旅行にいった先で突然衝撃的に感情を揺さぶられたりするなど、魂の記憶が蘇る場合もあります。

あなたが、今世でやるべきことは魂の記憶とは別物で、その前世の経験を活かしてあなたの肉体を持ちやることがあります。そして、あなたの魂はそのときをいつかいつかと心待にしていることを忘れないでください。

あなたの魂はあなたの前世から、そしてご先祖様、神様からいつも応援され見守られています。

3　天命

天から「命（いのち）」を授かり何をするのか

前世からの記憶を思い出す人、あまりピンとこない人では大半がピンとはこないと思いますが、自分であまり気づいていないだけで「何をすると幸せになるか」細胞レベルはわかっています。

例えると誰に認められなくても本当は好きなこと、やっていたら時間を忘れてやれること、夢中になること、飽きないことなどは誰にでもあり、そんな些細なことの中にヒントは多く隠されています。

しかし、生きる上では、きちんと学校へ行き、決まった時間にご飯を食べ、就寝したり家族や社会の中で共存するために、途中でやめさせられることも多く、魂の喜ぶことを断念しやすくなります。

「天命は、魂が望んだお役目」

あなたが肉体を持つことで、前世からの記憶を使い、今世で与えられた環境で試練を乗り越え「幸せ」を感じるようなミッションを1人ひとり持っています。ここに行き着くには、成し遂げるだけの壁や困難があり、魂が成長できるようになっています。

とはいえ、困難な状況に直面していて生きにくさを抱えている人も多いと思います。実際にご相談が多いのも事実です。辛い状況の中で考え方を切り替えるのはとても難しいです。

ですが、あなたが魂のミッションに気づき、魂を成長させるために神様が導いているのだと思えばそんなに悲観的になったり、落ち込んだりすることもありません。壁にぶつかるということは、そちらが「幸せの道」ではないというお知らせなのです。

人と比べない

確かに、自分の境遇が「人並み」でないと、できないことに気づくだけで落ちてしまいそうになるし、人とどうしても比べることになります。それも、それが間違いということではなくて、悲しんだり傷ついたりすることで、そこから何かを学ぶための出来事であると視点を変えて見てください。悲しみや、苦しみが人より多くあるように感じる人は、同じような悩みを持つ人をサポートするお仕事が待っているのかもしれません。

私自身も、自分の能力は幼いころから「ダメなこと」だと思っていました。人に言っては否定される、伝え方がわからない。嫌がられたり、怒鳴られたりすることもありました。何も役に立つことができない私は無能だと思っていました。でも、今では感じやすい体質だからこそ、普通の施術ではできないような心の痛み、苦しみも身体の不調とともに整体で改善することができます。

魂を生きるための転機

魂の望みを生きようとすると、どうしても今のままでは真逆に振り切らないといけないような錯覚を感じると思います。ある意味では正しく、ある意味では真逆ではないので、ここでは深堀りしませんが、その転機となるとき、天はあなたに試練を与えます。その試練を越えるたびに魂は磨かれて成長し、輝きを少しずつ強くしていきます。あなたが生きた肉体を持ち「天命」を全うできるよう、その試練は何度も訪れます。

あなたが誰のジャッジも気にせずに心のままに生きようとしたとき、はじめて「これかもしれない」と思うような「天命」に出会い確信できるようになっています。

4　宿命

変えられないものに気づく

幼少期から自我が芽生えると、他人と自分を比較して「優劣」を覚えはじめます。かけっこが早い遅い、九九がスラスラ言える、というように回数を重ねて努力で変えていけることもあれば、家庭環境や容姿のように変えられないものの比較もあります。

それは、集団で生活していればなんとなく「標準」のような意識を持ってしまうからで、子どもを育てる側も「一般的」な評価を見て「できる、できない」を子どもの成長に当てはめ、優劣を意識した子育てをすることになります。例えば、長男は○○ができるけど、次男は○○ができないという比較もそうです。

そのような環境で育つと、成長するにつれあなたは変えられるものと、変えられないものの違いや努力ではどうにもならないことに気づき、葛藤したり悲しんだり、時には自分や親、他人を責めてしまうこともあるかもしれません。「なぜあの子のように可愛く生んでくれなかったのか」「なぜもっと裕福な家庭に生まれられなかったのか」「他の人は1回で覚えられるのに自分だけ何回聞いてもわからない」など能力的なものも判断基準になります。

自分の価値を下げる癖

それらをずっと持ち続けるのは、本当に苦しくて、誰よりも劣っていると感じるからこそ努力で補おうとする部分もあります。でも思春期は特に「評価されたい」と望む気持ちが大きかったり、同じ年ごろの同じような地域で同じことを学び、成績として評価に表れるので嫌でも比べる素材が揃ってしまいます。

その結果、自分の価値を獲得できた場合と、価値がないと自己評価を下げた場合とで、その後の人生に大きな差、影響を及ぼしてしまいます。そのときの経験が自分の価値として設定されてしまうからです。

自分の価値は自分で決める

比較されることは誰にとっても嬉しいものではありません。でも、もしあなたがこの地球で、たった1人だったとしたら誰と比べられることもなく、誰からの刺激もなく快適だと思います。しかし、本当にそれが幸せなのでしょうか。あなたは、他の誰かがいることで、自分の存在がわかります。

例えば、親に愛されなかったという経験をお持ちの方であれば「標準的な親の愛情表現がなかった」ことで「ある」ことを覚えます。他者に優れたところを見出すことで、自分が劣っていることもわかります。これは、一見して社会に劣るような出来事で「不幸」と感じることもあるのかもしれません。

ですが、傷ついたり、悲しんだり、マイナスに傾きすぎず人と関わることで、自分にしかできないことに気づけるチャンスでもあります。人に負けたくない、比べられたくないから人と関わらない、勝負しないという人は、特にあなたには伸びしろが沢山あるということです。

変えられないものにしがみつかず、変えられることに焦点を当てるとどんどん人は変えられることに気づきはじめます。もしかしたら、変えられることは頭や心のどこかでは理解して、怖くて気づかないふりをしていたりと深層心理の部分では自分ではわかっていること、自覚することが怖いだけの場合もあります。

自分を客観的に分析・理解する

自分を分析するためには、客観的と俯瞰的の２つの視点パターンがあると思います。客観視は自分又は相手からの目線や考えを想像し分析すること。俯瞰視は、自分と相手を同時に観察することを意味しています。客観視や俯瞰視は、意識しないとできません。そして、自分を分析し理解するための入り口とも言えます。どれだけ、自分事を冷静に捉えられるかで、適正な状況判断ができるのです。

人はまず『気づく』ことが大切です。ただ、この視点がないと自分の言動や行いを省みることができません。気づくことは、これから先の成長を促すチャンスでもあるのです。勿論、変えられるものと変えられないものがあるかもしれません。それでも、まずは気づくことが第一歩目なのです。気づくということは、顕在的に認識した、ということです。この『認識』こそが現実を変えるために必要なのです。願えば叶うような夢のような話ではなく、『認識』すること、さらには『納得』したことが現実となります。腑に落ちないことは現実に反映されないため、五感を使うことや納得するまで検証すること、体験することが大切だと考えられます。

例えば、あなたの人生が自分の思うようにならなかったと思うことがあれば、その一方で「望んでいる人生」があることに気がつくでしょう。あなたは肉体がなければ「感情」を感じることができません。あなたがあなただからこそできることや可能性はたくさんあります。

あなたの強みは何ですか？　自己分析をして得意を見つけていきましょう。もし、みんなが同じで、型を押したような性格性質であるとしたら地球の成長はありません。優れたことがあって、劣る部分があって世界中に最先端の技術やサービスがあります。すべて1人ではできないからこそ、共存し感情を共有し喜びを感じることができます。

1人ひとり顔が違うように、生きる意味も違っていて、魂が宿った肉体＝あなた自身を受け入れてはじめて、自分の人生の舵取りがスタートします。自分の幸せは自分で創り出せることを知り、運命を切り開いていくことができるようになります。

5　運命

自分が望んだ道で、備わったものに気づく

あなたが、もし、自分の環境や肉体のせいで夢が叶わないと思ったり、人との関りがうまくいかないと思っていたら、今の時点では、あなたが望んだ運命の道を進むことは難しいでしょう。「宿命」とは、あなたに宿った「魂の歩み方」です。運命とは、その方向性であり、今ある現実を思うとおりに創造できるハンドルだと思ってください。あなたはどこに向かってハンドルを動かしますか？

もし、そのハンドルを自分で操作せず、誰かに委ねている場合は、【他人軸】つまり、自分の人生を誰かに委ねているという意味になります。

例えば、親の反対がある、好きなようにできない、友達からの目線があって気にしてやらない、

誰かと競うのが嫌で挑戦しない、それらすべてハンドルを「誰かに」委ねていることになります。今が幸せであれば大丈夫ですが、そうでない場合、これから先は、

「ハンドルを自分で操作する」と決めてください。

自分で決める

もしあなたが、これからの人生を自分の思う通りに変えていきたいと思うのであれば決めたその瞬間からあなたの人生に偶然のようなキセキのような、絶妙のタイミングで後押しの風が吹くでしょう。話したいなと考えていた相手から電話がかかってくる、お金が必要だと思っていたらタイミングよく臨時収入が入った、自分の理想の未来を進んでいる人に出会えたなど偶然の一致も増えます。

そこから、人生が好転し始めます。確かに様々な面で恵まれた環境にいる人もいますし、環境のせいでできないことはありますが、できないからこそ、途中で諦めたくないこと、夢中になれること、続けたいことがあると気がつくのだと思います。簡単にできていたら、きっと気がつかないでしょう。

私たちは常に自分の命を燃やして生きています。その命をどこに注いで生きていきたいのですか？　自分が命をかけて成し遂げたいことが必ずあるはずです。小さなことでいいのです。自分に「できる」ことが必ずあります。

変えられないものを無理やりに変えようとすると、自分がいつまでも苦しく本来自分に与えられているミッションからは遠く離れることになってしまいます。そもそもなぜそれがよくてそんな風になりたいと思ったのか、あなたの望みの1歩手前を少し深堀してみてください。周りに認められるためですか？　それとも自分がやりたいと決めたことですか？

幸せを感じるとき

みんなが求めるものを欲している間は、本当の魂の欲求に気づきにくく、また、一度みんなが欲しがるものを手に入れても、それを失うのが怖くなってしまう場合もあります。本当に「幸せ」を感じる瞬間というときはどんなときでしょうか。家でマイペースに過ごしているときや、自分の時間を自分の好きなように使っているときなどではないでしょうか。すごくお金を稼いでいても心が寂しく、幸福度が低い方は多くいらっしゃいます。

あなたが望む「幸せ」とは、そんなにお金を稼ぐことでも、特別いい暮らしをすることでもなくホッと「安心」したいということではありませんか？　誰かと比べていい生活がしたい、誰かに認めさせたい、あなたの夢実現の本当の理由は本心からの望みであれば、あなたは楽にそれを叶えることができていて、楽しくて仕方がないはずです。

夢を追っているにも関わらず安心が手に入らないときは、一度立ち止まって考えてみてください。いらないものばかり物質的なもの、必要のない人間関係に囲まれている自分を感じたくない気持ちに気づいているのに、気づかないフリをしていることで不安や恐れを増し、またその不安を埋めるためのものを外側に求めます。

ジャッジをしない

あなたが本当に求めるものに気づくため、ミッションに気づくためには、自分へのこれは「いい」「悪い」こんなことを思ってはいけないなどのジャッジをなくしていくことが必要です。人を悪く言ってはダメ、人と同じように考えられないとダメ、自分勝手にワガママだとダメ、女は家事をしないとダメ、など例えほんの小さなことでも無意識に「NG」を出しています。

今あなたがどんな境遇にあっても、魂が望むことにあなたが気づき行動すれば必ず道は開けます。それでも一度の人生で「これが私の天命」だと感じるミッションに気づける人は極わずかで、ほとんどの人は自分の人生の舵取りを他の人に預けて「幸せ」を委ねてしまっています。あなたが、自分の人生を誰かに委ねる限り愚痴が出て「無責任」な行動や「開き直る」「引きこもる」行動をとってしまいます。

あなたの人生はあなたのもので、魂はその肉体でやってほしいことをずっとずっと心待ちにしています。あなたが生きて「挑戦」をやめなければ天は魂の成長に合わせて、最高のシナリオをあなたに与えます。それを生きるか、この辺でいいかなと諦めて生きるかは自分次第だということです。

神様は挑戦し、歩みを止めない人には必ず「追い風」という後押しをしてくれます。ちょっとやそっとでは風は吹きませんが、あなたも一度くらいは経験があるのではないでしょうか？　何かに必死にやった後のスッキリした涙を流し、やるだけやって諦めた瞬間スムーズに進み始めた、自分の力ではどうしようもないことが勝手に動き出した、など。他にも九死に一生を得た、たまたま忘れ物をしたらタイミングよく会いたい人に会えたなどです。

あなたの運命は、決めたときに開けます。目に見えない存在はあなたを必ず支えてくれていて、未来の自分（ハイヤーセルフ）は未来の幸せな自分を知っていますし、あなたの過去生やご先祖さまもいつも応援しサポートしてくれています。

6　必然と偶然

運命は自分で選択することができる

運命とは、導かれるものと自らで決めて切り拓いていくものがあります。

必然という名の偶然があり、偶然と思う多くのことが必然なのです。そこに気がつくと、すべてが必要で、すべてが学びなのです。そこに気づかされると、起こる現実すべてに〝理由〟があり、その意味を読み解くことがこれからの人生の明暗を分けていることに気がつくでしょう。

ただの、偶然と終わらせるのか、それとも必然と読み取るのか。どのように捉え解釈し、受け取るかが重要だと思います。

〝縁〟というものも不思議なもので。良縁と悪縁とありますが、自分にとって、どちらのつながりなのか、冷静に考えたことがあるでしょうか。自分の都合のいい解釈とは違います。

自分とつながるその縁というものは、自分の考え方、自分が持っている周波数によって、出会いが変わっていくことは事実です。自分の心の持ちよう、心癖に気づき、学びとして受け取る癖をつけていくことで、良縁とつながるアンテナをのばすことができるようになります。その1つひとつの考え方、選択が大きな差を創り出しています。

自分は、ついていない。いつも思い通りにならない。こんな人生嫌だ。なんで自分は不幸なんだ。と感じている人は、一度考えてみて欲しいです。

良縁を大切にする

『縁』というと、恋結びのイメージが強いかもしれませんが、実際には沢山の『縁』が存在します。親子、夫婦、恋人、仕事、友人、動物、時間（タイミング）、健康、病気、学び、恩師、学校、趣味、土地、国、旅行、自然、等々挙げるときりがありませんが、すべて『縁』が関係しています。

そして重要なのは、これらが、『良縁』と『悪縁』のどちらで引き合ったかを見極める力が必要です。縁とは、「引き寄せの法則」「波動の法則」とも似ていて周波数で例えることもできます。

例えば、第一印象がよいなど、インスピレーションで『この人だ』と感じることもありますよね。そのときのように、心地よい、何か嫌な予感がする、などと言った直感や心の声を大切にすることで、自分にとって良縁か悪縁かを見極めることができます。

そして、もう1つの見方として、『縁』というものは、植物のように、種を蒔き、花を咲かせたり果実を実らせるのと同じで、どんな種を蒔き、どんな成果・結果を望むのかを明確にすることで、自ら種を蒔き縁を引き寄せることができるのです。何年もかかって芽を出す場合もあります。10年かかるものもあるかもしれません。それでも、自分で蒔いた種を大切に育て見守ることで必ず必要なときに、必要なタイミングで花を咲かせることができるのです。あなたは、どんな種を蒔いていますか？

その種は、喜びの種でしょうか。怒りの種でしょうか。恐怖の種、病気の種、よいものばかりではないことを知ってほしいです。幸せにつながる種だけが育ち、花が咲くのであればよいですが、不幸につながる種もあり、もちろん成長していきます。自分がなりたい未来をしっかりと見据えて。種を蒔いている自分に気がつくことで、未来が少しずつ変わっていくはずです。

今蒔いた種を育て続けるイメージが大切です。どんな未来の種を蒔いたのか。いつ育ち実るのか。そこまで具体的に浮かんでいる人は、自分の人生を自分でコントロールすることができている人です。

逆に人のせいにしたり、自分の思いと反対の現実がある場合には、今の現状を変えるために、今までとは違った種を蒔いてみてはいかがでしょうか。

未来を自分で創っていく。その感覚が大切です。

7　使命

「できる」「できない」よりもやりたくてたまらない感覚

あなたが「なぜ存在しているのか」は動いて五感をフルに使い、感情を味わいきってしまわない限りはわかりません。決められた肉体、環境で自分に備わった力を使い切り、あなたの心がホッとあったかくなるような、ときめくような、子どもの自分に戻ってただ楽しめる感覚に出会ったとき、何か運命的な出会いや、感情が湧いてくることがあると思います。そのときに、誰の期待にも応えず、誰の評価も受けず、誰に称賛されなくても「欲しい」と思うこと、やってみたいなと思うこと、それをやらなければ「死ねない」と思うようなことがあれば、あなたは自分の使命の扉を開けることになります。

使命は誰かに言われて「これですよ」と思うものでも、これが得意だからこれなのかな？　と思うものでもありません。誰から何を言われても「何だかやらなければいけない」ような、少し焦りにも似たような湧き上がる感情があります。

時間を忘れて夢中になれること

そのときには、自分には才能やお金、人脈や経験がなくても、やりたくて、やりたくてたまらない気持ちが抑えきれないような想いが溢れる感覚があるはずです。例えば、頭で考えたら寝ずに働くなんてできませんが、何日寝不足をしても飽きない、疲れない、何時間もそのことを考えてしまうようなときはチャンスです。

使命に気づき動き始めた人は、周りから見るとキラキラと光り輝きはじめ容姿に関わらずとても魅力的に見えたりします。人は「光」「明るい」ものが好きなので、人も集まり、タイミングも合うようになっていきます。

例えば、何か商売を始めたとしてうまくいく、いかないと目先のことで左右されるのではなく、少しの苦労事ではめげない精神力が生まれます。

利益のためにはじめる商売とは違い、魂の望みに従った自分が一番輝き幸せを感じる行動なので、少しくらいの障害などはなんなく越えていく力があります。よく「気力・体力」などと言い、力とエネルギーが必要になりますが、経営はほとんどが「気」の持ちようです。

どんなにいいものを売っていても、「気」が乗っていないものは、商品の気も落ちて売上は下がります。

またほかとあまり変わらない商品を売っていたとしても、売っている人、つくっている人の「気」が高ければ、美味しいと感じたり、モノのエネルギーの波動が高いため無意識レベルで心地よいと感じたりします。

つまり同じ周波数で同じ波動を感じる相手とはよく共鳴するというイメージです。モノやサービスを提供するあなたとお客様が共鳴共振すると売ろうとしなくても売れることも納得できます。

たまたま出会った人が、好きな芸能人が同じ、同じ共通点があるというだけで、話が盛り上がることはありませんか？　同じ波動を持つ人は、引き合わせる力は強く普段からこうしてエネルギーの見えない循環は起こっています。

エネルギーは無意識でも存在している

普段目に見えないモノからも、私たちはエネルギーをもらっているので、使命に気づき生み出されたものは波動が高い状態にあります。

「もしかしたらこれが使命なのかな？」と思ったあたりで、タイミングよくいろんな話がきたり、つながりが増えるときはまさに「使命」へと1歩進んでいる場合が多く、そのときに自分と同じ感覚でいてくれるような人がいたら、その人はソウルメイト＝「魂のお友達」です。

「魂のお友達」は、普通のお友達とは違って、常に一緒にいたり近くにいたりする関係というよりも、話したいなと思ったら電話がかかってくる、遠くにいても「元気かな？」とたまに思い出したり、距離や時間を超えてつながっている感覚がある人のことです。その人は、あなたの使命であるお役目を達成していくサポート役になったり、目標になるなど、切磋琢磨刺激し合いながら、それぞれに成長を噛みしめられるパートナーになります。

あなたが動き出したとき、すべての運命の輪が動き始めます。

8　魂で生きる

魂意識を大切にする

最近、『魂』という言葉をよく聞くようになりました。私も、『魂の意識』と『肉体の意識』を分けて考えています。魂の意識とは、魂そのものであり〝本質的な自分〟のことです。肉体の意識とは〝心＋体〟なので少し複雑になります。車に例えると、体は車体、心はアクセルとブレーキ、魂はエンジンです。運転手は何でしょうか？　答えは《意識》です。肉体に魂が宿り、命が誕生します。生きることとは、肉体と魂の共同作業とも言えます。じつは、どこへ行くと幸せになれるのか、どの道を進むと楽しいのか、手段や方法はすべて魂が知っています。

しかし、ハンドルを操作しているのは肉体意識です。魂意識はナビゲーションとも言えます。そのナビゲーションを肉体意識が無視をして、こちらのほうが近道だ。こちらのほうが料金が安い、などとルートを変えてしまうと、理想の未来が遠ざかってしまいます。このように、自分の頭の中で魂意識（直感）と肉体意識（思考や習慣）の意見の違いから葛藤することはないでしょうか。

自分との答え合わせ

〝魂で生きる〟ことが大切な理由が想像できたでしょうか。車はエンジンが止まれば動きません。

それだけ重要な役割を持っています。

魂の意識は〝無意識〟であり、私たちが普段認識することはできません。でも、コツをつかむと、魂の意識を感じることができるようになります。

いわゆる〝直感〟です。なんとなく違う気がする。なんとなく嫌な気がする。なんとなくこっちのほうがいい気がする。こうした直感は魂からのサインです。自分との答え合わせをしているのです。ほとんどの場合、自分の中で感じているズレを信用させずに、自分の答えを却下してしまいます。自分を無視して頭で考えてしまうのです。世の中とのズレ、親とのズレ、友達とのズレのほうを優先にしてしまうのです。

まずは、自分との答え合わせを大切にしてみてください。自分とのズレが一番のサインとなります。そのズレがない場合に次の段階として、世の中や親、友達とのズレを意識するようにしてみてください。そうすることで自分を無視せずに、自分を大切にすることができます。体や心の疲れも軽くなり、アイデアも湧いてくるようになります。

自分の中に、ズレを感じているのに抑え込み、その期間が長く続くと、感覚が麻痺してズレに気づかなくなってしまうことがあります。その場合は、かなり現状が苦しい状況にあると思います。ゆっくり自分を取り戻していきましょう。体・心・魂が喜ぶ感覚を焦らずに探していきましょう。

〝魂で生きる〟ことは本来の自分で生きること。その答えは自分の中に必ずあります。

体・心・魂の一致を感じ始めたら、面白いほどに人生が好転し始めます。

第3章　霊

1　直感とひらめき

霊は怖いものではない

「霊」というと、どのようなイメージがあるでしょうか。心霊現象など怖い・呪いなどの印象を持たれる人やご先祖様など亡くなった方の〝霊〟をイメージする人もいるかもしれません。

肉体に宿る魂は実際に目に見える「人」ですが、肉体を持たない魂は「霊」となります。私の場合は、生きていて肉体になっている魂も、人には見えない魂もどちらも見えています。幼少期からこれが普通だと思っていて、これが〝普通の感覚〟とさえ思っていました。でも、その能力があるからこそ「霊視整体」「気功整体」という、目に見えない部分のケアまでが可能となります。

初めての方には説明ができないため、オカルト、占い、怪しい人？　など思われたりもしますが、この能力は商売に使うのではなく、人が健康になるための補助的な役割でしか考えていないので、ここではあまり触れません。

霊的存在と霊的感覚「直観力」は違う

私が特別なのではなく、気の感覚はほとんどの人が感じています。「気」や「霊」などと言葉が違うために「知らない」と否定してしまったり、知らないことを恐怖と感じるために「知らない世界」にしてしまう人が多いのではないでしょうか。霊などのエネルギーを感じている人は「なんとなく感じる」「気のせい」を含めると全員が経験のあることだと思います。

実際に目に見えている人は少ないかもしれませんが、見えない理由も、映像で見るような鮮明なものをイメージするために、自分には見えないと決めつけてしまうのだと思います。霊力が強い、弱いはありながらも実際にはすべての人に備わっている力です。

成長の段階でいらないと判断した能力については退化したり、ショックを受けるような出来事で能力にフタをしてしまう場合があり、ほとんどの人が消失してしまったという言い方のほうが合っているかもしれません。赤ちゃんでも敏感にすぐ目を覚ます子、ぐっすり眠っている子は体質と感覚が違います。ですから、大人になって事故にあった、病気になった、など死との境を行き来した人は、そこから霊力が急に戻る人もいます。

霊力という名の才能

この能力が復活すると、高次元の自分との会話が可能になり、あなたがこれからどうすればいいのかわからないときに「アイデア」や「直感」というものでメッセージを受け取ることができるようになります（降りてくる感覚の人と、湧いてくる感覚の人がいますが、今の段階では説明しません）。あなたが何かに必死になっているときよりも、眠くてウトウトしていたり、お風呂にはいってゆっくりしているときなどに閃くのは、リラックスした状態が一番つながりやすいからです。

それくらい、ふとした瞬間に受け取るもので、抽象的で、捉えにくく、ふんわりとした感覚なので、ついついスルーしてしまいがちですが、ここに気づけるか気づけないかが重要なポイントとなります。

あなたにもある才能

アイデアやひらめき、直感力は人それぞれ得意に現れる能力が違うため、人の才能は目に見えるのに、自分には才能がないと決めつけてしまっていませんか？

または、才能のある人が急に降りてくる力だと思い込んでいませんか？

まだ自分の才能に触れていない人は自覚がありません。ですが、いつでも自分の五感（視覚・聴覚・味覚・触覚・嗅覚）を研ぎ澄まして、心を整えることに集中すると案外簡単に開花するものです。

まずは小さな〝ひらめき〟を大切にしてみてください。少しずつアイデアが湧いてくる感覚、または降りてくる感覚を受け取ることができるようになっていきます。

2　第三の眼

感性を磨く

第三の眼は観る力ですが、実際には、「観る・聴く・感じる」感性ともいえるものです。

どの感覚が得意として現れるかは、その人の能力により異なります。観えないから能力がないと決めつけずに、自分の得意を伸ばしてみて欲しいです。直観力としてインスピレーションが強い人もいますので、あまりとらわれずに、委ねてみることで、能力を育てることができます。

表情から、雰囲気からといったように、気を読むことも含まれます。あれ？　私にもある。やっている。と思った方もいらっしゃるのではないでしょうか。「すごい能力」「特殊能力」と思うと、自分にはないものと捉えてしまいがちですが、誰にでもあるので、探してみてください。

特殊でないことにがっかりする人もいるかもしれません。でも、その感覚を育てていけば秀でたものになる可能性があります。ぜひ、第三の眼が自分にも「ある」という意識を持ってください。

3　過去の情報に左右される「今」

サインを見逃さない

あなたは、何かしらのアクションを起こそうとするとき、ドキドキする、ザワザワする居心地が悪いなどの違和感を感じることはありませんか？　それは、自分自身で一度経験したことのある記憶があなたへ「危ないですよ」「気をつけて」というサインを出しています。「虫の知らせ」「胸騒ぎ」と同じＳＯＳのサインです。

もしこのモヤっとする感情がなければ、普段の生活から身を守れない状態となり命を落とす可能性をもあるからです。人は過去の経験を積み重ね、同じ失敗をしないように知恵をふり絞り生きています。

ここでは「経験」が「学習」になった場合と「トラウマ」になった場合の違いに少し触れていきます。「学習」になればスムーズに成長できますが、トラウマになってしまった場合、今後の成長の妨げや人間関係のもつれにつながることがあります。本人が苦しい場合は、原因を受け止め「気づく」だけで改善します。

自分のコンフォートゾーンを超えて、次のステージへと変化するときにも、同じように緊張感やドキドキ、ザワザワすることがあります。しかしこの場合は、不思議と恐怖心がありません。この違いをヒントに見極めてみてください。

4　幼少期の記憶

トラウマを癒す

幼少期の記憶は、あなたが思っている以上に大きな影響を及ぼしています。

ほとんどが幼少期に備わった記憶や経験を自分の考え方として定着されています。

例えば、お母さんの言いつけを守らなかったら「おやつを取り上げられてしまった」「玄関の外に出されてしまった」という記憶だけが断片的に残っているとき、実際はその後に優しくお母さんに受け入れてもらえていても、歪んで記憶してしまうので、「恐怖」だけが植えつけられてしまいます。

その結果、ほんの些細なことから、進路を決めるようなこと、「自分のやりたいことを主張」することなど、お母さんに反抗すると「生命に関わる」と思い、言いなりになってしまい、自分で意思決定することが怖くなります。

無意識の記憶

今大人になって命に関わらなくても、幼少期はご飯が食べられないことも「命」にかかわることです。人間関係においても、幼少期～青年期に心や体がひどく傷ついたりすると大人になって健全な関係性が築きにくい状態になります。

経験値からくる多少のブレーキは、自分のためになくてはならないものですが、今と過去の「状況」は異なります。人は、今を生きているようで「過去」を生きている人が多く、同じような問題、環境、人で悩み続けることになります。それは、過去の感情と経験がセットになって記憶され、それを今同じようなことが起こったときに同じ記憶として再生し自分に取り込むためです。

例えば、小さいころに「走っていて転んだときに人に笑われてしまった」という過去の経験があるときに「上手く走れなくて転ぶ」「失敗して笑われる」という経験と、自分で精一杯やったのに笑われてしまった、頑張ったのにみんなの前で恥ずかしい思いをした、のような一時的な感情と経験がセットで記憶に刻まれてしまいます。すると、走ることが苦手だったり、頑張ること、人前が嫌になる、失敗は恥ずかしいこと、のような情報として、似たような状況下でそのときの感情がフラッシュバックしてブレーキが発動することになります。

もし、今同じように走っても転ばない、誰も笑わないどころかもし転んだら「助けてくれる」かもしれないのに、自分の過去を生きてしまいます。トラウマの記憶をインプットしてしまうと、過去の記憶の「型」が定着するため、脳は「今起こっている」と思い同じような現象を起こし「笑われる現実」を確認して「やっぱり私は笑われる存在なのだ」と認識することになります。前提の記憶はとても曖昧に自分の価値を判断し、それを永遠のものとしてしまいます。

5　自分という存在

固定観念でつくられた自分

あなたは自分の存在をどのように位置づけていますか？

誰にも受け入れてもらえない、親にあまり愛情を注がれないと感じてきた人は、社会からも愛されない自分だと判断し、現実で思った通りに再現していきます。あなたの持つ思考（型）が現実化させているのです。誰にも受け入れてもらえないと思う分、自立は早いのですが、挑戦を恐れ人に甘えることができず、孤独に進むか、人生そのものを誰かに委ね仕事やパートナーにも「依存体質」

に陥ります。

人が一瞬で忘れてしまうような言動で傷つき、それを一生引きずってしまい、他から価値づけられた自分を「自分の価値」と位置づけ、大切な人生を無駄にすごしていませんか？

あなたがずっと気にしている「それ」は、今起こってあなたを傷つけているわけではありませんし、自分を傷つけるような人からは離れることも選択できます。

記憶をリセットする

こうして「過去の経験」と「過去の感情」をそれぞれ俯瞰し区別して新しくリセットすることで、毎回新しい状況で「今」を生きることができます。

ブレーキが過剰に反応してしまうことで、本来あなたが挑戦し経験を積んで成長していける「チャンス」の場面においてもブレーキを踏んでしまう状態になります。

心や魂は求めているのに対して、思考がブロックしているとアクセルとブレーキを両方同時に踏んでいるような状態で、脳・心・体へ同時に負担がかかります。何かやってみようと思うときに何となくモヤっとする感情、不安、怖さ、悲しみが湧いてくるのは過去に似たような経験があるからです。少し記憶をたどって遡り一度リセット、そのときの嫌な場面と何がリンクするのか、過去の自分と今の自分と対話させ、新しい経験を増やすことができればあなたの人生はより明るい未来が描けます。

あなたが過去の記憶に振り回される限り、本来幸せであるべき記憶も埋もれ幸福度が下がる場合もあります。あなたにも「幸せな記憶」があるはずです。もしないと感じる場合でも、幸せをイメージすることから始めてみましょう。

幸せな記憶を呼び起こす癖をつけ「今」という瞬間、「今」を生きるために、今自分が幸せと感じる時間を1分でも1秒でも長くできる限り増やすことで、過去を生きる時間が減ります。過去に起こったことを考えすぎると「今」に心がない状態となり、目の前のチャンスや幸せに気づきにくくなります。今ある小さな幸せからで大丈夫です。その小さな「幸せ」に気がつくことができたとき、きっとあなたの中から感謝が溢れ出るはずです。

6　見えない存在

魂の記憶を癒す

あなたは目に見えないものを信じますか？

それとも見えない存在を既に感じていますか？

人間の体は、筋肉や物体として目に見えますが、人が生み出す「雰囲気」やいつも吸っている「空気」は「ある」ものとしてその存在を認めています。身体の中に巡るエネルギーも見えませんが、存在しています。

幸体学は、魂が転生しているという前提でお話していますが、あなたがこの世に生まれる前の前世の記憶や、魂はあっても肉体を持たない存在の影響を少なからず受けています。どういうことかというと、あなたが意識していない、覚えていない、存在しないころの記憶さえも今のあなたに「過去の情報」として何か感情を残す場合があるということです。

小さいころからなんとなく好きな場所、理由はよくわからないけど神社が好き、みたいなことはありませんか？　無性に惹かれる、初めて会った気がしないなどは、魂が転生する前に関わってきたような場所や人の場合があります。

見えない存在からのメッセージ

「これをやらなければいけない気がする」「なんとなく知っている」「こうやっている気がする」というのも、過去世や見えない存在からのメッセージであることがあります。自分がこの肉体で幸せになる方法というのは、自分がまだそのメッセージを受け取っていないだけで、自分の魂はわかっています。

つまり、あなたが今何かに苦しみ、悩んでいるのであれば「答え」はわかっているのに「悩んで」「不安」になっている可能性があるということです。なぜ答えがわかるのに悩むのでしょうか？　人は「変わりたい」と願いながらも願いが「叶ってしまう」ことを恐れてしまう生き物です。

なぜならば、今までの環境は昨日と変わらないほうが「嫌」かもしれないけれど「安心で安全」

だからです。生き方を変え違う自分を受け入れるということは、反面では「今の自分」でいるための努力もしてきたはずです、それを手放すことにもつながるため恐れてしまいます。そういった恐れがある場合には、魂の記憶を癒すことで変化が現れる場合があります。

魂の記憶は「カルマ」と表現する場合があり、必ずあるもの、必ず繰り返すもの、というイメージを持っている人もいるようです。その場合でも、恐怖を手放し魂を癒すことでカルマが解消されます。過去を手放し「自分」をスタートさせましょう。

7 変わりたいけど変われない

本気で変わりたいと思っていますか？

「変わりたいけど変われない」

その悩みを解決してしまうと、自分が自分でなくなってしまうと感じるとき、人は変化を恐れ悩む理由を見つけ目の前の現実を納得させます。例えば、職場に高圧的な女性の上司がいてその人との人間関係が嫌で転職したとしても、また同じような女性が上司で現れたり、違う場所で高圧的な女性を見ることになります。

とするとあなたは、苦手な人間関係の対処法を知っているにも関わらず、悩んでいるということになります。対処法があれば教えて欲しいと思うかもしれませんが、魂レベルではあなたが悩んでいるのは、仕事の内容ではなくて「高圧的な女性の態度」が苦手でこれを克服できないということです。高圧的に自分を支配してくる人が嫌いというわけです。

でも本当はそのような環境から変われることをあなたは知っています。

気づくためのキャスティング

自分にとって「嫌な環境・人間が目の前に現れる」というのは、あなたは魂レベルでは「自分が支配される」ということに腹を立て、「自分は誰にも支配されない人間だ」ということを教えてくれているのです。眠った「嫌」という感情をあぶり出し、本来の望みを目覚めさせるためにその現象が起きています。

その状況をあなたが打破し根本的に変えるまでは、同じ悩みは続きます。あなたの中に何かしらのパターンや型がある場合、もしくは自分の知らない過去の情報として残っている場合は早めにリセットし、すぐに新しい自分をスタートさせしましょう。そうして1日、1日が充実していくと、現実が変化していきます。

目に見えない存在、目に見えない記憶は現実に見えている世界よりもはるかに広く大きな存在です。自分の好きな空間に行くとホッとする、癒される、安心する、のような心が緩むようなことは魂が望んでいて、喜んでいる状態です。

あなたが悩み苦しんでいるのであれば、表面的な解決の奥にある「魂の望み」にまずは耳を傾けてみてください。目の前に出てくる「嫌な人」はあなたに何をお知らせしているのでしょうか。

目に見えなくとも人に害を与える存在

少しだけ、霊障についても触れておきましょう。

まず、最初に誤解のないようにお伝えしたいことは、霊障とご相談をいただいた方で、本当に霊障と私が判断した方は数名しかいなかったということです。

そして、体調不良や病気のご相談の方はほとんどが、ご先祖さまや土地、亡くなった方の未浄化の念等、いずれかのエネルギーとつながり続けているために、その方自身の生命エネルギーが消耗し続けているという事実です。

生命エネルギーは目に見えませんが、あの人は元気がある。あの人は元気がない、などと、人は無意識のうちに生命エネルギーの源である『元気』を感じています。その元気を消耗しすぎず、養生することができたらこの世から病気はなくなるでしょう。

ただ、日本では『気』を学ぶ機会が少ないため、その《生命の本質》を知らない方も多いのではないでしょうか。

奇跡的な回復や体験をされている方は、本来人間や動物に備わっている自然治癒力が何らかの理由により引き出され、全回復することができた人たちです。病気は生命エネルギーの不足でおこり、逆に生命エネルギーが増えれば健康な状態に戻ることができるのです。

第4章

心

1　五感を刺激する

肉体があるから感じることができる

肉体を持つ魂、持たない魂では「感情」や「五感」を感じる差があります。私たちは普段生活していても、今日は天気がよくて気持ちいいなど光やぬくもり、心地よい振動により幸せを感じることができます。

魂が肉体を持ち様々な経験をし、五感をフルに使うことで宇宙の生命体の中に自分の体が存在し、自然と調和しながら生きていることがわかります。人の体は細胞で構成されていて、その細胞も分子という小さな素粒子から成り立っています。

小さな細胞が母親のお腹の中で育ち、細胞分裂を繰り返しながら五感も成長していきます。羊水の中で守られている自覚と共に、あったかい、さむい、うれしい、かなしいと感情を体験していきます。人は無意識に嬉しい・幸せのような一般的に思う「いい感情」だけを好み欲しますが、それだけでは真の幸せや安心は味わうことができません。

この肉体を持ち何かを体験し「幸せ」を感じることができるのは、悲しみや不安、恐怖などあまり人が好まないような感情があるお陰で、幸福感を得ることができます。どちらかだけが多いということはなく、物事の「よい」「悪い」などのジャッジをなくし、どう捉えるかでマイナスに感じる出来事も「恐怖」や「不安」に押しつぶされることなく向き合えるようになります。

すべてに意味がある

人の一生を通して、ラッキーが続いている人、誰からも好かれている人は少ないと思います。よく見えているその裏側で不安だったり、孤独感など、誰もが辛さを抱えているのではないかと思います。この「辛さ」さえも肉体があるからこそ体験することができるし、感じることができます。

不安によって行動がストップすることもあります。不安や恐れによって「体験」をしないということは、それだけ「幸せ」を遠ざけてしまう可能性もあります。しかし、そのブレーキがあなたを守っていることも事実なのです。その理由として考えられるのは、あなたの不安はあなただけの問題ではない可能性があるのです。それは、環境の変化や時代の変化が大きく影響しているのではないかと感じています。今は自然の中で過ごすこと、人と触れ合い信頼関係を深めることが少なく、電磁波を浴びすぎる、体に有害な食べものを摂取する、地球環境の汚染など、20～30年間の間で環境が大きく変化しています。特にＳＮＳの発達で現実、非現実の境がなくなり、人間関係においても慎重に見極めていく必要があります。地域に関係なく広く人脈を広げられるようになった分、自分の価値を誰かと比較することで精神的、肉体的ダメージを受けている方が多いのではないでしょうか。

自分を見失っている方も多いかもしれません。しかし、苦しいからこそ自問自答を繰り返し、逆境を乗り越えられた人は本当の自分を取り戻せるチャンスとなるかもしれません。

完全であるはずの自分

本来であれば、どんな自分でも生まれた時点で完全体です。自然にある生き物は、桜が梅になろうとはしませんし、花が咲かない時期に無理やり咲くこともしません。人間は「勉強ができる、稼ぎがある、実績がある」のようなわかりやすい例においてそれを「善・よい・成功・完璧」だとして、そうでない場合を「NG」として自己否定してしまいます。自分の中で「NG」や「これはダメ」などのジャッジが多い場合は生き辛く感じることが多くあります。

例えば、自分の目の前でダラダラ過ごしている人を見てイライラするという感情が湧き上がったときは、自分がダラダラ「できない」または「そうしている人間はダメだ」と自分に課しているからです。感情に振り回されずに生きたいと願うのであれば、自分に課したジャッジをできる限り減らしそれらを手放していく必要があります。

自分を許す

自分の中にボソッと生まれる声や感情に一度は寄り添い「OK」を出す。例えば、人に対して優しくしてあげられなくても「優しくできるときに優しくしてあげたらいいかな」と自分に「○」を出す。正解不正解でもなく「そんな自分でもいいよ」と受け止めてあげるだけで、心は少し穏やかにほぐれます。自分を甘やかす、わがままを言うこととは違い「そんな自分も自分の中に居ていいのだ」と存在を認め許すことです。

自分を許すことができないと、自分に優しくすることができず、その場合の反動で、他者を攻撃したくなったりします。

あなたが自分の小さな声を無視せずに優しく包み込むと、必ずあなたの周りの人間関係性も優しくなります。外側で何が起きてもまずは、自分の内側に聞いてみてください。もう少し優しい声掛けが欲しいときは、自分の声でまずは優しく包みこんで認め許してあげてください。

心癖に気づく

今、心がどんな反応をしているのか、または過去の情報からどんな感情になりやすいのか自分の心癖を探していきます。難しい場合は、自分を俯瞰するように気持ちを落ち着かせ、感情のパターンを探していきましょう。その癖に気がついたら、1つひとつを否定せずに認めてあげましょう。そうすることで、日常がもっと穏やかで、五感が働きやすくなります。

自分の答えは自分が知っていて、その答えを知る方法はすべての感情を感じきってしまうという過程が必要です。途中涙が出たり苦しい、くやしい、怒りなど抑え込んできた様々な感情が吹き出し、怖くなってまたフタを閉める場合もあります。そんなときは「大丈夫、私はいつでも幸せになる努力をしてきたし、自分にとっての正解を選んでいる」と心を落ち着かせることです。少しずつ、ゆっくり、感情が出てくるたびに行い、過去を癒しセルフワークを繰り返すことで、自分のことは自分にしかわからない「自分の答え」に行き着きます。まずは自分との信頼関係が大切で、その安心感が人を信じる力になり、社会にいても孤独を感じにくくなります。

幸せに向かうためのサイン

自分とのセルフワークや瞑想をしたり五感をしっかり使っていると高次元の魂意識とつながるハイヤーセルフと肉体を持つ自分とがつながりやすくなり、自分の悩みに対してヒントが生まれたり、たまたまテレビをつけたら答えらしきメッセージを番組から受け取ることができるなど、あなたが幸せに向かうためのサインに気づきやすくなります。

五感を鍛えると、第六感と言われる目には見えない、理屈では説明が難しい感覚が身につき「虫の知らせ、直感、インスピレーション、霊感」など、目に見えない存在からのメッセージを自在に受け取ることができるようになります。

この感覚を身につけるには、日頃から心と体のバランスを整え、精神を安定させておくことが必須になります。自分の内側からエネルギーを生み出し、さらに自分の高波動のエネルギーを外へ放出できるようになると、同じような波動を持つもの同士が引き寄せられて、さらに大きな力を生み出せる集団となります。

ブーメランの法則

何かで起業を考えたときや、自分の使命に気づき動き始めた人などに偶然の一致と言われるシンクロニシティが起きやすいのもこの現象です。逆にいつでも不満や愚痴を吐き出し、自分へのジャッジが多い人は、周りにも似たような人が集まりジャッジされ、愚痴や不満を言われます。因果の法則で出したものが戻るようになっていてエネルギーでも同じことが言えます。

体の細胞は分裂を繰り返し常に新しく生まれかわり振動しています。その振動数が同じ領域にある人同士が一緒にいると心地よさを感じます。その反対に、振動数が合わない人は一緒にいると違和感を持ったり、疲れを感じたり、なんとなく居心地が悪いと感じているはずです。

誰かとはじめて会ったときに、波長が合ってすぐに仲良くなることがあります。それは、細胞レベルで理解して交流しているからです。もしあなたが、頭で考え、目に見える物質的なものでしか判断ができなくなっている場合でも、体や細胞は本質をわかっています。ただ現実的私生活においては奇跡や偶然は起こりにくく、そのときの勘は逆向きに発動している場合が少なくありません。

本質を見極めるために

今は様々な文明の発達により人間の細胞レベルでの感覚が随分と鈍くなってしまいました。鈍感が生きやすい時代とも言えますが、はたしてその先にあなたの幸せはあるのでしょうか。「鈍い」ということは本来の自分が遠くなっている現れでもあります。自分も健康も幸せも遠ざかっているということです。幸体学ではあなたの鈍った感覚を取り戻し、人間誰もが本来備わっている「本質を見極める」正常な感覚や本当の自分を中心軸としていくことで、気を整え元気を増やし健康になっていくことを知っていただきたいです。

2　自己実現・自己表現

自己一致までのカウントダウン

魂と心・肉体が1つになり始めると、自己一致し、自分の魂のミッションに向けて動き出します。魂の望みがあっても肉体がなければ、実現させることができません。肉体があってはじめて自分の人生を生きることになりますが、あなたが持ち得た「五感」を使い、行動し外へ発信していかなければ、小さな願望・夢であっても近づけません。

何かを成し遂げようとするときは、1人の力では成し遂げられず、誰かと協力し合ったり、必要な知識を学んだり、成長しながら道を開いていきます。

「あなたが心の内側に秘めていることをどう発信していくか」

人がこの世に生まれて最初にやることは「泣く」ことです。生きるためにおっぱいが欲しい、おむつを替えて欲しい、抱きしめて欲しいなど自分を癒し、満足させるために泣きます。

言葉も視力もないときに、一生懸命泣いてあなたは自分を発信し続けました。だから今本書を手に取り文字を読むことができます。人間は誰に教わらなくてもソレができていたのに、成長する段階で親や兄弟と関わり人間関係の中で「叶えられない」という現実の中に存在して「諦める」ことを覚えます。

もっともっと心の欲求に応えていいはずなのに、欲することへの恐れや恐怖で自分を抑えてしまいます。あなたが本当に望むことを望むとどんな障害があるのでしょうか？　お金がない、頼れる人がいない、才能がないなどまだ起きてもいないことで思考が停止して行動がストップさせられます。本当に何もないのでしょうか？　今できることに目を向けてみてください。

まずは自分とのコミュニケーション

あなたは、あなたの中にある自由意思からの願いを叶えていますか？

自分の自由意思を尊重し「これが欲しい」「こんなことが叶えたい」と自分で自分の願望である心の声をしっかりと聴き受け止めているでしょうか。そして叶えていっているでしょうか。自分を無視している場合にはまず自分自身とのコミュニケーションを大切にしてみてください。

すぐに叶えられるような小さなことからで大丈夫です。その次のステップが誰かに夢を語ることです。自分の叶えたい夢を言葉にして伝えることで協力してくれる人が増えていきます。そうして共感から共感が生まれ伝播していくことで人から人へと広まっていくように感じます。

そのときに大切なのは「魂のお友達」を引き寄せることです。エネルギーの共鳴が先にあるということです。そのためには、自分の言葉で伝えることが大切です。少しずつ、しっかりと外側に向けて発信することでつながりはじめます。

外側をうまく利用する

外側とは、生きる上では欠かせない社会や学校、人間関係です。家族ももちろん小さな社会で、家族間のコミュニケーションがあなたの社会との関わり方の基礎となっているはずです。

何かの願いや願望について、親に反対されることが多かった人は社会にでた際にも自分の意見を主張することが難しく、自己評価が低い傾向にあります。「自分が受け入れられる存在である」と思うことが難しく、人を信頼する、頼る、甘える、委ねることが不得意になって人と関わると疲れやすくなります。

心が疲れやすい状態にあると、全身の機能が全体的に悪くなり、免疫が落ち天気にひどく左右されるなど「病気」の手前である慢性的な不調を抱えるなどの悪循環ループに陥ります。心が弱っているときは、誰かに相談するだけでも元気になり、食欲が湧き、前向きになれば積極的な行動をとることができます。

人が生きていくためには、コミュニケーション能力は不可欠です。人と関わることで傷ついたり、落ち込んだりと精神的に辛いこともありますが、そういったことがあるからこそ、自分のよさにも気づくことができ、相手と自分の違いや得意不得意が人それぞれであることにも気づきます。

1歩踏み出す勇気を

怖がらずに自分を表現していくことで、自分でも知らなかった一面を知ることがあります。新しい自分という存在を知り、その発見が勇気や希望となり自分の願いを叶える1歩にもなります。人と会うことが苦手であれば今はネットでの交流もできるし、文章や写真、ＳＮＳでも自分を表現することはできます。

歌やダンスで自分を表現する人や、絵を描く、料理をする、写真を撮る、などで自分を表現する方法は多様にあります。ただ、表現とは1つの手段であって、すべてではありません。あなたの求めるものに賛同する人もいれば反対する人もいて、たまたま同じクラスだった友達に否定されたり、家族に否定されることがあっても、それがすべてではありません。あなたが「よい」と思うのであれば、ネットを開けば世界中の人とつながることができます。まずはあなたと同じ感覚を持つ仲間を探し、その中で生きることで自分が肯定されます。

叶う夢と叶わない夢

自分の湧き上がる「願望」は魂が望んでいれば必ず叶いますが、人に認められるための行動には大きな不安がつきまとい、心の平穏が続きません。

例えば、お金も心の状態とつながっていて、いくら稼いでも「不安」があり、貯金がいくらあっても「不安」や「孤独」を感じている人もいます。

つまり、お金＝安心なわけではなく、安心を決めるのはあなたの心そのもので豊かさとは「あり方」でもあるのです。

リアルに立ちはだかる壁

魂の望みを叶えようとしているとき、人はなぜか無敵な感覚と、叶えられている安心感に満ち溢れています。それが例えお金とは無関係でも幸福度は高いのです。

現実的なことで言うと、実際は家賃を払い、光熱費や食費など生活していくために必要な最低限のお金が必要です。とは言ってもここで現実に縛られていては発想もアイデアも思考停止してしまいます。現実を受け止め生きていく意味で把握することは大切ですが、そのままでは立ちはだかる壁を目の当たりにして身動きが取れなくなってしまいます。なので現実思考を半分抜け出して、今ある小さな社会や世界から飛び出してみてください。あなたが自由に思考したときに才能は開花し始め、誰かの役に立ち、それがあなたの収入にも結びついていきます。「魂」からの望みか「認められるため」の計算的望みか。魂の望みに素直に従った場合は、多少睡眠不足でも、食べていなくてもなぜか元気で病気もしませんし、もう限界だと思ってもお金は後からついてくるでしょう。なぜならば細胞レベルで動き始めているので、不安ベースからの発動とは違い、ワクワクが原動力となりアイデアや知恵も冴えるからです。とは言っても、ワクワクが原動力だから簡単に望みが叶うのか、というとそうではありません。むしろ、こんなことが私にできるだろうか、と自信が持てず進むことに躊躇してしまうかもしれません。ワクワクしている魂意識と、現実的な肉体意識との間で葛藤が生まれるはずなのです。気持ちが追いつかないまま流れに乗り進んでしまうときや、自信がないままなぜか「やるかしない」という底から湧き上がるパワーを感じたら、それは魂からのメッセージなのです。

才能は自分では気がつかない

あなたが当たり前にできることに「才能」が隠されています。他の人が不得意で自分には簡単にできることが必ずあるはずです。自分にとって当たり前なことは、大したことがない、と思いがちですが、そこを自覚することこそがスタートとも言えます。その得意を使って人のためや世の中のためになることを探してみると、いろいろな可能性があり、勇気を出してつながろうとしたときに夢が一気に自分の目の前にくる感覚があります。

自分を表現し、同じような仲間をもつことは魂の成長には欠かせません。自分だけの楽しみから、仲間と楽しみを共有していくことでさらに「生きる喜び」となります。生まれてきてよかったと心から思える人生にするためには、限られた24時間の中で、自分に使える時間を増やすこと、自分が自分に一番夢中になることを忘れないでください。

3　肉体実現

感性を育てる

魂で感じること、心が感じること、肉体が感じることは同じなようで異なります。

人は直感を使い瞬時判断で動く場合と、経験からはじき出した理論的な長期判断で動く場合があります。一番よいとされるのは直感で感じた素直な感情を、どう自分の理論で整理していくかが大切で、両方のバランスをとり整理してから行動すると、夢や理想を現実に変えていく力になります。

人の能力の差はほとんどないと言われるように、直感、ひらめき、アイデアなど誰もが平等に持っている能力のはずですが、使わなければ忘れるし、意識しなければ成長の過程でほとんどが消えてしまいます。なぜならば子どものころは五感を使った遊びが多く夢中になって遊んでいるうちに感性が育ちますが、中学生くらいからは他人と成績を比べられたり、社会一般的な考え方が「正」となり、感性や直感を使う必要がなくなってしまうので、感性の成長が止まってしまうようです。

さらに大人になるにつれ感性よりも社会に出て生きる力を育てるほうが重要になってしまうような気がします。

頭で考えることと魂が感じていることは違う

「正しい答え」の問題を解かされ、自分の人生も一般的に「正しい」ように進むと素晴らしい人生が待っているかのような躾をされます。でも、人の性質や特徴は1人ひとり違い個性があって共存共生しているので、同じような道が「成功」「安心」かのように見えたとしても「幸せ」かと言えばそうではありません。

例えば、そういった常識や頭や経験からはじき出した人と結婚しても「なんか違うな…」と思う微妙な直感のようなものもあります。逆に見た目や仕事、雰囲気が「違う」と感じているのに直感的に惹かれる場合もあります。直感は確かに危なっかしい一面もあり「あんな人と結婚しても苦労するよ」というようなことも言われかねませんが、直感に従った魂は喜んでいたはずで、自分にしかわからない感覚があるはずです。

直感を大切にする

頭で考えるより、もっともっと早い段階で自分にとっていいことか悪いことか、好きか嫌いかを判断していて、直感でいいと思った後に思考で「経験」と照らし合わせ、自分の直感を否定して裏切り行動を起こします。「たのしい・うれしい・好き」という感情よりも「怒られないか・変じゃないか・他人（親）が喜ぶか」など自分を置き去りにして他からの評価を優先させます。なぜなら、経験と照らし合わせながら社会の中で「間違っていないか」周りとの比較や調和を優先に考えてしまうからです。

魂の望みは、世間体や利益など考えずに判断をしてあなたに訴えている一方、思考は知識や経験ですぐさま打ち消します。誰かのことを優先できるということはそれだけ心の幅が人より広く、人を受け入れる器の大きさを備え素晴らしいことなのですが、自分の心の声や気持ちを我慢して周りに合わせることと、自分の気持ちを受け止めた上で相手の意見を優先させることは全く違います。最初からあきらめていては自分のハンドルを相手に譲ってしまうことになるからです。無意識のうちに他人軸になってはいませんか？　自分の心の声をキャッチできるのは、他の誰でもなく自分なのです。自分の心を大切してください。

直感に従ってみる

「何か習い事をやってみたいな」と目をキラキラさせても「どうせお金ないしな」「私がやっても意味がない」など、思考優先で物事の解釈や判断をしていると本来の魂の望みがわからなくなり「一般的・常識的・見栄・現実」のための喜びで満足させようとしてしまいます。理想の仕事に就いているのに何か違う、満足感が得られないと思うときは、本来の魂の望みからズレていることが多くあります。

親の望みを叶えることに必死、ステータスがある人と結婚すると幸せになれるなど第三者の価値観に合わせた「幸せ」に標準設定をしていると、あなたの魂は「あなたの幸せはその道ではありませんよ」とお知らせしてきます。

それが、学校や職場での人間関係、パートナーシップの「問題」という現象で教えてくれていて、うまくいかないようになっています。無理して合わせていれば合わせるほど魂は嫌がりますので、現実が厳しいものになるでしょう。

SOS のメッセージ

一見ものすごく絶望的でショックなことがあっても、それくらい嫌なことがなければあなたは「そっちではない」「自分を取り戻しなさい」というメッセージに気づけないかもしれないのです。不都合があれば、人はまた動きだします。それにより転職や転校するなど新しい環境に身を置くことで自分を知ることになります。

また子どものように自分で行動に移し言葉にできない場合は「引きこもり・不登校・虚弱体質」などに現れて養育者へ訴えかける場合もあります。

それだけ自分の魂の望みを「肉体を使って」表現しているのです。それでも行動に移せないまま我慢をしたり肉体を酷使し続けていると、生命エネルギーにも影響を及ぼし慢性的な不調から病気を生み出すか、交通事故や怪我などで一旦あなたの人生を強制的に一時停止させ気づきを与えるための現実を引き起こします。

自分の道を進むために

魂の望みとは、あまりに深く尊いものです。あなたが「あなた自身の道」で幸せになるための進み方をわかっていて、あなたの魂はそれに気づくようなメッセージやヒントをたくさん送ってくれています。テレビを見ていてハッとひらめいたり、誰かのことばに涙して感動したりしていることも、魂が「やっと気づいてくれてありがとう」と喜んでいる証拠で、あなたはその喜びや感動に衝撃を受け動き出します。

そうやって、魂からのメッセージやヒントに気づきはじめ行動すると、不思議とよいご縁に恵まれたり、転職先が見つかったり、思わぬ臨時収入が入るなどの自分の力では考えられないようなことや、あなたが考えていたことを先にやっている先輩に出会える、同じことを目標にしている仲間に出会えるなどのシンクロニシティも頻発します。

また、その一方で、魂の望みが今ある現実と違うと感じたり、自分の過去を否定してしまったり、何を求め、何をしたいのか、わからなくなってしまう場合もあるかもしれません。又は、信じてきたものが正しいのか間違いなのかを確認したくなり、何度も確認行動をする場合もあります。そんなときに、思い出してほしいことは、過去の経験はすべてが財産であること。そして、その知識や経験という点と点はいつかつながります。焦ったときには冷静を取り戻し待つことも必要です。

現実も受け止める

魂の望みであっても、面倒なことや一定の努力は必要であり「楽（らく）」なことばかりではありません。

それでも努力を努力に感じないほど楽しい時間である場合がほとんどで、人生を色濃く思えるので、周囲に気を使い、親や周りの誰かが期待する他人軸の人生ではなく自分の人生を進めるようになります。最初は魂の望みに従うことは、今までの環境が変わることで人が離れたり環境が変わったり、不安や恐れが出てきたり、お金がすべてなくなるように感じるなど、少しお試し期間があるかもしれません。

あなたがその道でいこうと「勇気」をだして「決意」し進みはじめない限り、あなたの道は開けません。最後に背中を押すのは自分で、スタートを切って走り出すのも自分。そのとき心の中に出てくる「やってみたい！」というような声は未来の自分からの応援でもあります。

そして忘れてはいけないことは、魂の望みに素直に従い、五感を感じながら行動し実現化できるのは肉体があるからこそ。決して肉体を粗末にしてはいけません。

4　心と魂のつながり

魂の役割

私の個人的な意見ではありますが、心は体と魂をつなぐ架け橋だと考えています。

心と体は一心同体であり相互作用しています。同じように心と魂もつながっています。

頭で考える思考があり、体や心には感情があり、さらに魂という本質的な自分があります。


「思考」＋「感情」＋「本質的自分」＝　私

こうして考えると、感情だけでなく、思考だけでなく、様々な要素があり、体と心を整えることは基本ですが、さらに思考の影響力は大きいため、情報の整理が必要です。このように総合的に答えを導き出すことで、自分の本質に気づきはじめ、自分の体や心に耳を傾けることができるようになると、魂である本質的な自分にやっと辿り着くのかもしれません。

子どものころには目覚めていた感覚も、使わないと忘れてしまいます。つまり、本質的な自分が眠ってしまうのかもしれません。自分に注意深く意識を向けないと眠っていることにも気がつかないまま、目覚めることは難しいのかもしれません。

心と魂のつながりとは、自分との信頼関係を築き自分との絆を深めることでもあります。

そのためには、「自愛」することが大切だと思います。自愛とは、自分自身を大切にすることです。肉体的、精神的、感情的な健康を維持し向上させていくためにも、やはり自分の本質に気づき自分を生きること。そのために、自分の心を癒し、自分で自分を癒すことから始めていきましょう。

5　魂の成長

魂のレベルアップ

魂の欲求に気づき、受け入れることで魂レベルはどんどん成長し、拡大し続けますが、一度の人生ですべてに気づき、魂に従い行動できる人は物凄く少ないように感じます。ほとんどの人は「何かやりたい」と言いながら「めんどくさい」気持ちが勝ってしまったり、、愚痴を言いながらも、その環境から離れることをしません。人生でやり残した使命は次の世代でミッションとなり、生まれたときから苦しい環境で育つなどの負荷がかかっている場合もあります。

自分の意見を伝えることが苦手だった人は、それがあなたの魂の望みを叶えるための「ミッション」となり「伝えなければ達成できない夢」を持つことになります。すべては1つながりで命も循環しています。あなたのご両親が1日でも出会う日が遅かったらあなたはこの世に生まれていないかもしれません、あなたの10世代前のご先祖様が違う人と出会っていたら今のあなたは存在しません。受け継がれているあなたの命は後世のためにも必要な命であり、存在なのです。

「愛」という原動力

あなたの魂が喜ぶことは、行動そのものが光を帯びて輝きます。そのエネルギーを社会でどう活かすかが収入へ反映していきます。自分の才能を自分だけのものにせず、より多くの人へ届けると、たくさんの人からエネルギー（お金）が還ってきます。あなたの人生の「課題」は何でしょうか。

親に愛してもらえなかったことで、生まれる必要のない人生だと諦める人もいますが、だからこそたくさんの人を愛したいと思う人もいます。

愛というものが「ない」状態でスタートした人生だったとしても、「ない」から「ある」ことに気づけるし、自分の中に人を愛する力があることにも気づけるかもしれません。人生を不幸で固めてしまうのではなく、視点を変えて物事を見てみましょう。大きな偉業を成し遂げた人がすべて恵まれて幸せかというとそうでもありません。

体の弱い経営者もいますし、生まれながら病気を持つ人もいます。短命だからと言って不幸というわけでもありません。決して命をものさしで測るようなことはできません。どの命も何かしらこの世に役割を決めて生まれた命で、100歳の寿命であっても、1歳の寿命であったとしてもどちらも尊い命だと言えると思います。

人それぞれのミッションがある

こうして魂の成長に合わせて人それぞれにミッションがあり、徳の多い人少ない人、自ら様々な挑戦をして魂の修行をすると次の段階、次のステージへいくことができます。今あなたがどの段階で苦しんでいるかがポイントです。苦しみから解放されるために、向き合いたくなくても、見たくないつもりでも、蓋をしてしまった感情へ向き合うタイミングがきます。

とても厳しい環境に追いやられるなど壮絶な場合もありますが、すべては自分の魂の望みに従い「こうでなくてはいけない」という執着やこだわりを捨て手放すことが必要です。まずは、気づくだけでも大丈夫です。これまでの知識や経験を一旦わきに置き頭で考えるのではなく、奥深い魂の望みに応えていくことで次の段階がみえてきます。いつまでも同じような不安や悩みが多い場合は、なぜそのような悩みが起こるのか、なぜ解決できないのか、本当に「そうでなくてはいけない」のか根本的な質問を自分自身に問いかけてみてください。

周りの期待、世間体から抜け出し「それがない場合どうなるのか」そうなった場合の自分と対話をしながら、プライドや意地、見栄、お金に関係なくてもそうするのか、誰のために何のために選択したのかを考えてみてください。

6　【魂の成長　5段階】

魂を数値化する

魂を認識することが難しいと知ったのは、ごく最近のことでした。

私は、肉体に魂が宿っている感覚があります。肉体意識よりも、魂の意識が優位なため、魂の意識が感じられて当たり前と疑うことはなく、難しいという認識はありませんでした。セッションの中で、魂の意識が大切なことに気づき、そこから魂の意識をリーディングするようになりました。

すると、0・0001％など、とてつもなく小さな数字で表されてしまいます。それは、心が引きちぎられるような、張り裂けるような。苦しい状況と理解できます。その状態では、自分を認識することはできず、ほぼ100％他人軸になっています。自分を感じることはできません。しかし、このことを説明することができませんでした。

なぜかというと、数字が小さいと、劣っている、少ない、不足しているといったようなネガティブなイメージがあり、伝えたい本質《意味》が伝わらないのです。この内容を本に書くことは迷いましたが、私がリーディングをしていて、魂意識を少しでも多くの方に認識していただくために、あえてこの数値のまま書くことにしました。

この数値は、人間である意識を1％として、自然を10％、地球を50％、宇宙を90％として、その宇宙をもつくりだしているとする存在（大いなる存在や神）を100％としています。

しかし、100％というのは、自分自身であることも知っていただきたいです。偶像崇拝するものではなく、自分軸100％である状態とは、シンプルにありのままの自分です。

どんなに物凄いエネルギーを獲得できるのか、どんなに物凄い能力を手に入れることができるのかと期待する人もいますが、ここは「自分」そのもの。そして、その自分こそが唯一無二であり価値があるのです。自分軸100％に生きることが幸せを生きるために必須なのです。頭で理解するのではなく、意識の世界を拡大させていただけると嬉しいです。

魂意識 ＝ 自分軸

① 人間である意識	魂意識	1％	自分を認識することができる
⇩「ある」に目を向けることができる			
② 自然を感じる意識	魂意識	10％	自分を大切にすることができる
⇩自分と他の循環、コミュニケーションを大切にできる			
③ 地球を感じる意識	魂意識	50％	自分の使命に目覚める

⇩「感謝」を持って、人や物、動物、植物、自然を大切にすることができる

④　宇宙を感じる意識　　魂意識　90％　　自分の天命に目覚める

⇩「自分」ができること、役割、貢献できることを探し始める

⑤　自分軸１００％の意識　魂意識　１００％　自分を生きる

⇩「愛」を持って行動することができる

7 【人生の10ミッション】

ミッションの分類

ミッションというと少し大袈裟かもしれませんが、私たちは、生まれてくるときに何かしらのミッションを背負って生まれてきています。それは、ご先祖様から夢を託されたり、または神様と約束したことかもしれません。そういった記憶のない人もいらっしゃると思いますが、今世をどのように生きるか。あらためて自分の人生について考えてみましょう。

人生の10ミッションは次頁の通りです。

人生の 10 ミッション

1 自分ミッション

…… 自分を楽しむミッション

2 前世ミッション

…… 前世カルマを解消し今世を自分らしく生きるミッション

3 霊・ご先祖ミッション

…… ご先祖や霊の供養、メッセンジャーとしてのミッション

4 両親ミッション

…… 父 or 母を幸せにするために生まれてきたミッション

5 インナーチャイルドミッション

…… 深い心のトラウマや苦しみを癒すミッション

6 環境ミッション

…… 環境問題や地域のために貢献するミッション

7 人・動物ミッション

…… 人や動物の命を大切にするミッション

8 植物・自然ミッション

…… 植物や自然の命を大切にするミッション

9 地：地球ミッション

…… 地球や宇宙からのメッセージを受け取り伝えるミッション

10 天：神様ミッション

…… 神様からのメッセージを受け取り伝えるミッション

あなたのミッション

あなたにも、ミッションがあります。

人生の10ミッションの中から、あなたはどのミッションが与えられていると思いますか？

そして、クリアしているミッションやまだクリアできていないミッションはありますか？

すべてあるわけではありませんので安心してください。人それぞれミッションは異なります。

プレッシャーにならない程度に考えてみてください。難しく考えずに肩の力を抜いて。

もしかして？　と思うところがあった場合には、少し詳しく掘り下げていくことでミッションが見えてくるかもしれません。目標は、5のミッションをクリアすることです。心の問題を解決すると、自分の好きなことや楽しいことを引き寄せられるようになるからです。

私が20年以上、お悩みを聞きながらエネルギーや体に触れ原因を追究し、解決方法を試行錯誤してきた結果、この10のミッションがあることがわかりました。体だけ見ても解決が難しい場合もありますし、体に原因がある場合もあります。Zoom（オンライン）でご相談の場合には遠隔で体に触れなくても症状が快方へ向かう方も多くいらっしゃいます。それは、この1つひとつのミッションから丁寧に紐解き、必要な癒しを見つけ出しエネルギーを整えているからです。

もし、原因がわからない不調がある場合や、いずれかのミッションで解決ができなくてお困りの場合には、遠慮なくご相談ください。自分のミッションが全くわからないという方もいらっしゃるかもしれません。ぜひこの機会に、考えてみてはいかがでしょうか。

また、ミッションをクリアした後に気がつくことですが、今ある困難があなたにとって「使命」である場合もあります。何かに苦労してきても、乗り越えると専門家となり、アドバイスをする側の立場になることがあります。むしろ、専門家になるために試練を持って生まれてきた、と考えたほうが自然な気がします。乗り超えられない悩みは現れない、と言いますが、深い悩みを抱えている人ほど、その悩みを解決するためのミッションを背負っているような気がします。

まずは自分を楽しむ

『自分ミッション』このミッションは、すべての人に共通なミッションだと考えています。

『自分ミッション』＝『自分を楽しむ』という意味です。あなたは自分を楽しんでいますか？　この1つ目のミッションから難しいですよね？　ここに、幸せにつながる大きなヒントが隠されています。ここをクリアできると、自然と歯車が噛み合い、エネルギーが循環し動き始めるのです。自分を楽しむためには、自分を知ることが必要です。本当の自分は何を求めているのか。何をすると嬉しいのか、楽しいのか。その自分に気づくためには、自分との向き合いが必要になります。自分と向き合うための準備として、まずは体・心を整えること、整えるためには、潜在意識、無意識領域からの癒しが必要です。癒すことで心の曇りが晴れ、自分を感じることができるようになります。その自分が何を求めているか、いよいよ自分との会話が始まります。そこからがやっと『自分を楽しむ』スタートなのです。まずは1つ目のミッションをクリアしましょう。人生が大きく変わり始めます。

第5章　体

1　五臓六腑

五臓六腑の考え方

中医学でみる五臓六腑は、解剖学でいう臓器の意味に加えて、少し広く抽象的なニュアンスを含めているので説明していきましょう。

【肝】　肝⇕胆　※表裏関係

・肝臓・胆のうの働きに近い
・情緒のコントロールに関係している
・睡眠、ストレス、筋肉、爪、目などと関係している
・全身の生理機能をコントロール、調節している

【心】　心⇕小腸　※表裏関係

・大脳の働きと循環の働きをしている
・精神的な活動に関係している
・睡眠、心臓、血管系に関係している

【脾】　脾⇕胃　※表裏関係

・飲食物に含まれる栄養素を消化、吸収、運搬する働きをしている
・消化器系全般に相当する
・筋肉や血管を養う働きもある

【肺】　肺⇕大腸　※表裏関係

・呼吸器系に相当する
・鼻、喉、気管支、肺、皮膚などと関係する
・感染症を防ぐ

【腎】　腎⇕膀胱　※表裏関係

・生命エネルギーの貯蔵庫的な役割がある
・泌尿器系、生殖器系、ホルモン系、免疫系、水分代謝の働きに関係している
・骨や歯などのカルシウム代謝に関係している
・聴覚、毛髪に関係している

※心と腎の関係性は、心が火、腎が水として心腎エネルギーが常に循環し健康を保っている
　これは小周天トレーニングや自然界の太陽と海のエネルギー循環と密接な関連性がある

【心包】　心包⇕三焦　※表裏関係

・心臓を包み込む膜や組織に相当する
・心臓を外部の刺激から保護する役割があります
・気や血の循環に関係している
・身体の健康と調和に重要な役割を果たしている

相生関係

五臓六腑の関係性は、お互いに影響し合い助け合う関係性です。

さらに、体の各組織や器官は独立して存在しているのではなく、
「肝」は「心」を養い
「心」は「脾」を養い
「脾」は「肺」を養い
「肺」は「腎」を養い
「腎」は「肝」を養う
というような互いに助け合う『相生関係』で成り立っています

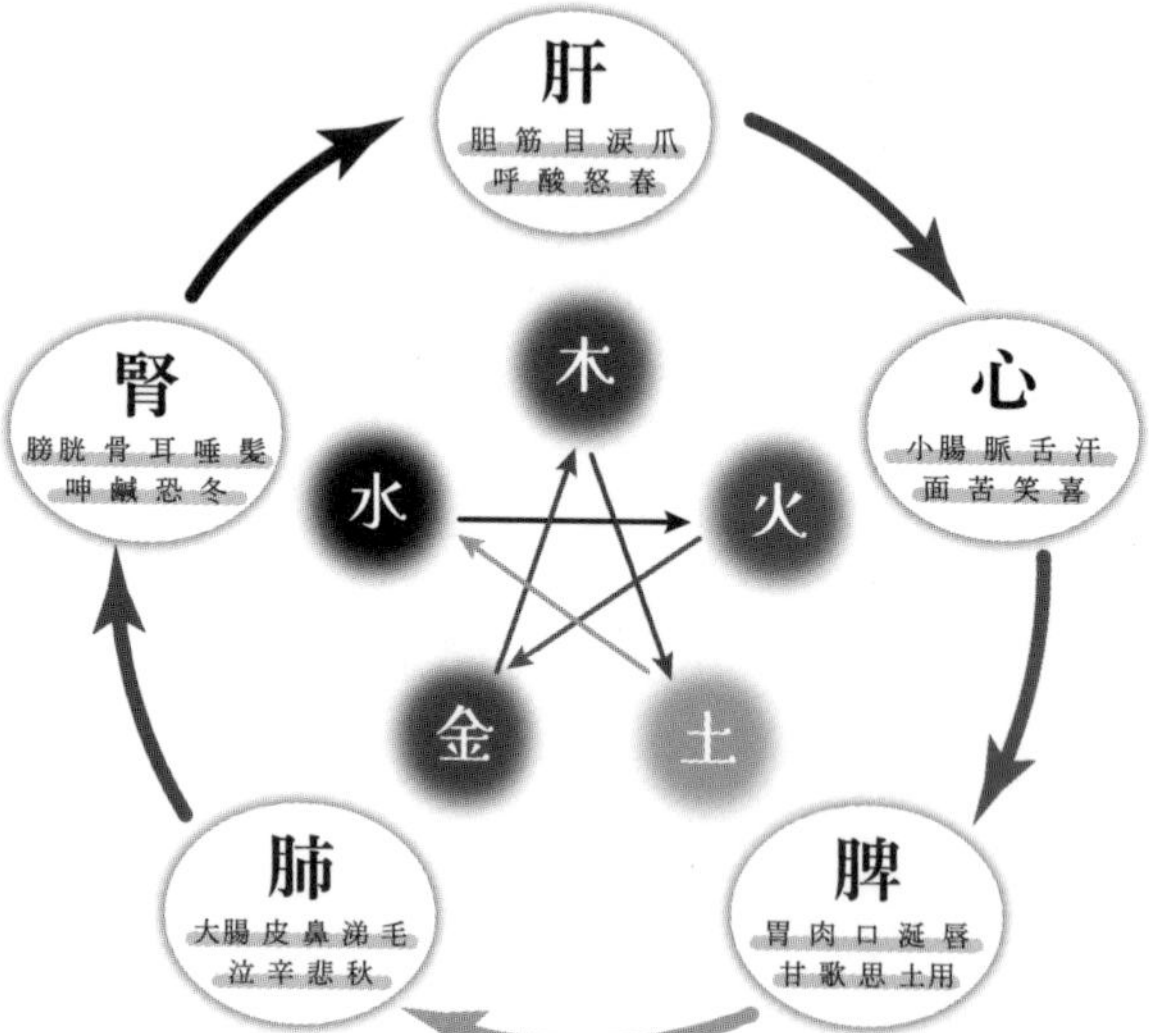

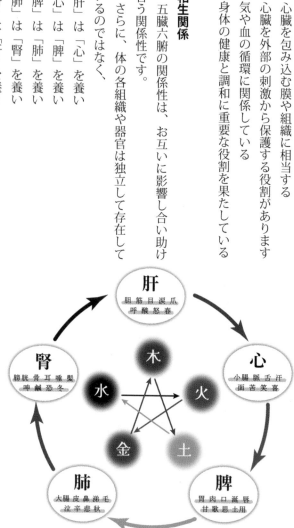

相剋関係

　それぞれを抑制する相関関係もあります。

「肝」は「脾」を抑制し
「心」は「肺」を抑制し
「脾」は「腎」を抑制し
「肺」は「肝」を抑制し
「腎」は「心」を抑制する

というような抑制することで全体のバランスをとる『相剋関係』があります。

　これら、『相生関係』と『相剋関係』を理解すると、自然の摂理や健康な身体づくりの基本を知るだけでなく、親子関係や人間関係での相互関係を相関図にすることができたり、仕事にも応用して考えることができます。

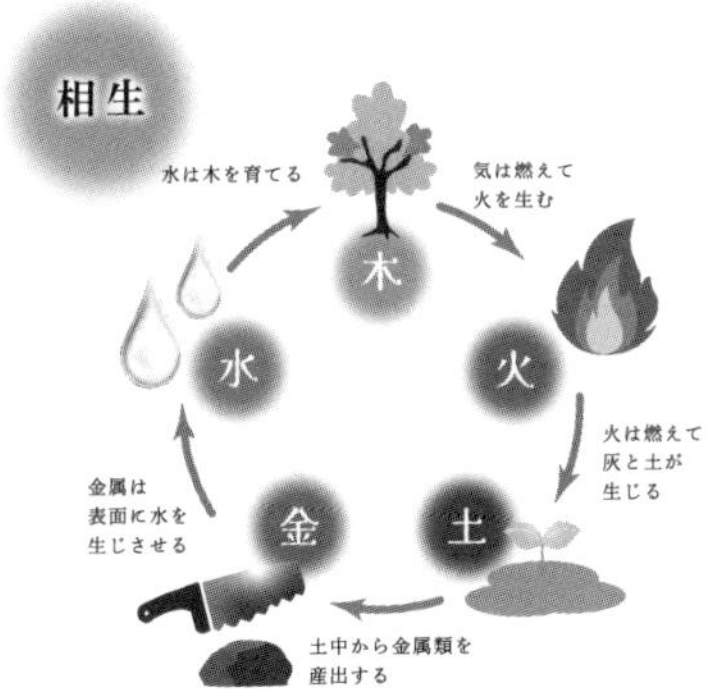
相生
水は木を育てる
気は燃えて火を生む
木
火
水
火は燃えて灰と土が生じる
金属は表面に水を生じさせる
金
土
土中から金属類を産出する

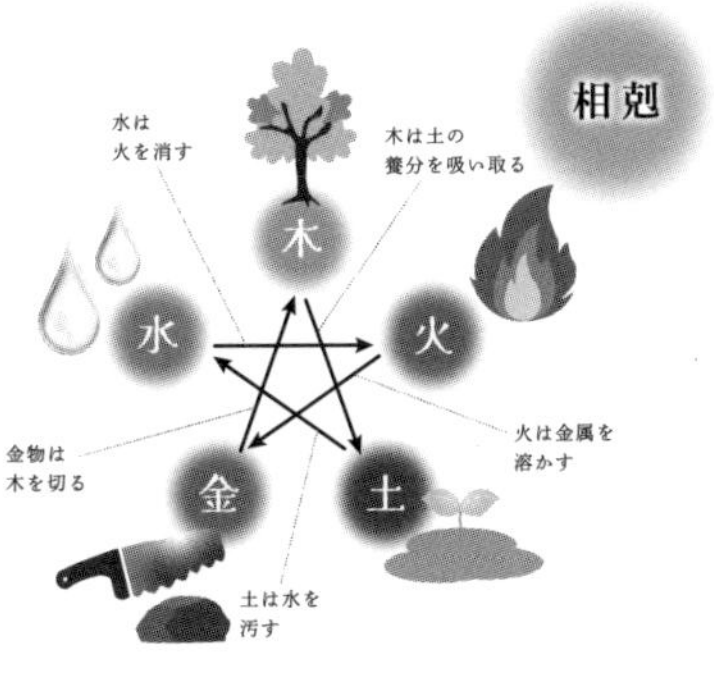
相剋
水は火を消す
木は土の養分を吸い取る
木
水
火
金物は木を切る
火は金属を溶かす
金
土
土は水を汚す

2　七情と欲

過ぎる場合に注意する

「体験」することにより、人は感情が生まれ、欲が芽生えます。幸せや高揚感は心地よく、もっと欲しいという気持ちが湧き上がりそれにより更なる行動を起こすことができます。自分の中に起こる感情は不安や悲しみが「悪」で、喜び・幸せが「善」ではなく、不安があるからこそ自分の身を守り、喜びすぎることで見失うこともあります。

どちらかに偏りすぎずに、物事は陰陽のバランスでできていて、総量は同じであることに気がつき感じられるようになると、偏り過ぎることで過剰に反応することもなくなり、我慢するのではなく理解することで、感情や精神のコントロールをとりやすくなります。

遠足前の子どもがドキドキして眠れず不眠になる、ストレスで胃潰瘍になるなど、精神的な緊張感が強すぎると肉体はバランスを取れずに不調を招きます。内側に湧き上がる怒りを我慢しすぎることで肝に負担がかかり、心配や不安を抱え込みすぎることで腎に影響し、悲しみが強いことで肺に影響が出ます。このように、心と身体、臓器は「感情」によって日々変化し、影響し合い助け合っています。逆に感情から内臓の疲れをキャッチすることもあります。イライラするときには肝が疲れていますので注意が必要です。

3 【七情】

感情の種類

7つの種類の感情が身体（臓腑）に影響し、情緒が安定していれば病が起きにくく健康を維持できるという考え方です。7つの感情とは次のとおりです。

喜・怒・思・悲・憂・恐・驚

肝…（怒）　気が上がるイライラ、興奮、頭痛、目の充血
心…（喜）　気が緩む、不眠、集中できない
脾…（思）　気結ぶ、やる気がでない
肺…（憂・悲）気が消える、涙、意気消失
腎…（恐・驚）気が下がる、乱れる、怯える

何かの別の感情を抑えすぎると、何かの感情が爆発し、どこかの臓器に負担がかかり、負担を軽減しようと他の臓器や機能が補おうとしますが、行き過ぎると補っていた箇所も疲弊し不調が出てきます。表面に現れている症状だけで治療や服薬をするのではなく、あなたの内側にある本質的な

ストレスと向き合い、本当にあなたが欲している欲に応えているかどうか、まずは日々自分と対話することで軽減され、回復する場合もあります。

例えば、いつも我慢していることがある場合、我慢の限界を知っていながらあなたが放置をしていると、身体は「それ以上やると命の危険がある」として、目に見える不調を発信しだします。例えば、顔の吹き出物、肌の蕁麻疹など自分の弱いところに症状や痛みが出現します。さらには、うつ病、脳梗塞など。行動が止まってしまうような状態を招いてしまうこともあります。

また、我慢が続き、その抑えた感情の反動で、体や心は本来望んでいない「欲」を生み出してしまいます。ストレスの悪循環から生活が乱れ、病気になる場合も少なくありません。

4 【欲】

欲は必ずあるもの

欲は、人の感覚や意識、五感によって刺激されるもの、誰もがもつ願望です。

欲は「もってはいけないもの」として教えられたりする場合もありますが、健全な人間であれば「欲」があってこそ生きる意欲につながったり、努力できたりするものです。しかし、過剰なまでに欲しすぎるがあまり、逆に不調を招く場合もあり注意が必要です。

仕事のイライラで過食気味になる、コンプレックスが強くなり過ぎて人より綺麗になりたい「欲」

となり無理なダイエットを招くなど、ストレスがある一定量よりもかかりすぎると理性を失い、たかが外れ自分でコントロールすることが難しくなります。情緒が安定しているとこのようなことは基本的には起こらないのです。

人は感じるために存在していて、欲は決して悪いものではありません。情がある限り欲が生じ、欲望がある限り、私利私欲が存在します。情から抜け出せば、外的要因に左右されなくなりそうですが、欲だけに進めば欲の奴隷になってしまいます。あなたの大切な人生です。欲で支配されてはいけません。

欲もバランスが大切

あなたが本当に望む「欲」が何かを自覚し、それを満たしていくことで、情緒が安定し周りの環境・状況が安定していきます。自分に見合った欲を「自分で」満たしていくことで心と身体のバランスが取れ調和が保たれ、自分の欲を周りの「人」「もの」「金」など他で満たそうとするときは、一瞬は幸福感に包まれたような気分になりますが、根本的な本来の欲は解消されていないため、また不安や恐怖に襲われ、さらに求めるというような負のサイクルが生まれます。

それらのバランスを取れる間はいいのですが、例えば収入が途絶える、パートナーと別れるなど欲を埋めてきたものがなくなる、または、失うのではないかと思ったときにパニックになる可能性があります。見栄を張りたいだけでお金を稼ぐ人と、自分の才能を生かして誰かのために役立たせ知恵を使った人では、「欲のスタート」が違います。

「ある」という視点が大切

例えば、お金がない「ないスタート」の人と、自分の才能を人様のために世の中のために役立たせようとする才能がある「あるスタート」の人では、見えている世界や目標が違います。「ある」視点と「ない」視点ではスタートラインが違います。

「ない」スタートの場合、焦りや、不安が強くなるため情緒が乱れます。周りからの言葉や態度が自分を脅かさないか常にビクビクするような状態で身体はいつも過緊張に偏ります。

「ある」スタートの場合は情緒が安定するため、周りがどんな反応をしていようと、自分の中に安心を感じているため周りからの視線や評価は気にならなくなります。「ある」に気づくということは、傲慢になったり、欲が倍増したり、そういった変化とは違い。自分への信頼を築くことで心が安定し喜怒哀楽が過ぎず、ものごとを俯瞰して観察できるようになるため視野が広がります。これは、外に広がるというよりは、自分の中の世界観が広がっていくイメージです。そのため、集中力や思考力が高まり普段よりも仕事や家事の効率がよくなるため、時間や気持ちに余裕を感じるようになったり、自分でも気がつくほどの変化を実感することができます。

ないことばかりにフォーカスせずに、ないと感じる中にも「ある」を見つけることが0→1のファーストステップとなるのです。まずは小さな「ある」を見つけてみましょう。

5　セルフケアと自己愛

負の連鎖にはブレーキを

「欲」と言っても我欲の場合には、満足することがないので、刺激や心地よいと感じることを「もっと、もっと欲しい」と際限なく要求しますが、なぜそのような感情が必要なのか深堀りしてみると、過去の情報や記憶してきたことを追っている場合があります。

食に関してもジャンクフード・塩辛いもの、甘いお菓子が欲しいように頭では感じていますが、体が要求しているものはミネラルや鉄、ビタミンだったりします。必要な栄養素が不足していると、無性にポテトチップスが食べたい、ハンバーガーやチョコレートが食べたいなど、食べることで不足しているものを補おうとしますが、肝心な栄養素は不足したまま。これでは、いつまでたっても満たされることがないので、食べたいままに食べ続けてしまう結果、肥満や生活習慣病などにつながります。

頭・心・体が要求するものが「欲」に対して違う場合に陥りやすいので注意が必要です。

深層心理が隠れている

今は簡単にコンビニで加工済の食品が食べられますが、自然の食物を加工する段階で、元々食材が持っている栄養素のほかに防腐剤などの不自然な薬品も含まれます。そして脳や身体がそれらを「美味しい標準」として捉えると、食材の本来の味さえわからなくなっていきます。

人間関係においても「欲」は現状の不足を補いたい「欲」と過去の記憶から来る「欲」を親子、夫婦、恋人、友達などに投影して補おうとする場合があります。

よく例えられることで、母親のような彼女、父親のような彼氏を求める場合です。出会った当初は気づかなくても長く付き合っているうちに、昔の母親にしてもらえなかったことを要求したり、幼少期の記憶や感情に触れる出来事が起きたときに、感情を取り乱し、自分を制御できなくなった経験はないでしょうか。

胎内記憶と呼ばれる自覚のないものから、幼い頃に辛い経験をしたときに感じた感情などを持ち続けて「今」に投影させ、本来の欲と過去の欲が混乱することで、求める仕事に就かない、求めるパートナーに出会えない、いつまでも欲が埋まらないという現実を生みだします。家族や育ちの環境から感情だけが残り「まだ足りない」と過剰な欲を持ち続け苦しむことになります。

あるがままを受け入れる

では、どうすれば健全な今の「欲」に気づくことができるのかというと、本質の自分を受け止めていく。それだけです。シンプル過ぎて逆に難しいかもしれません。受け止めるというのは、誰かに受け止めてもらうのではなく、自分自身で気づき理解すること。誰かに褒められ、誰かに認められることで自分の価値を見出すのではなく、あなた自身が存在するだけで価値があるのだと自分の「生」を認めて受け止め、過去の記憶や情報と今を丁寧に区別していくと、自分をケアがすることができ、「今」が少しずつ見えてきます。

勉強ができないとダメ、稼ぎがないとダメ、美人でないとダメ、人と同じでないとダメなど何かしらの「自分で決めた標準設定」が他人軸であって、自分の基準は人と違うこと。そして、自分は唯一無二の存在であることを受け入れ、自分自身を愛してあげることが第１歩です。

自分に嘘をつく癖

「自分なんて好きになれない」という人も多いと思います。ですが、あなたが人を好きになるとき、明確な理由はありますか？　その人のどんなところを好きになりますか？　自分を好きになることと人を好きになることはある意味似ていて、じつは、あなたは自分の中に「あるもの」を相手に投影して観ていることがあるのです。もし、あなたの前に優しさで溢れた人がいるとするならば、あなたの心も優しさでいっぱいなはずです。他の誰かがすごいなと思う部分があるのであれば、あなたの中にも同じだけすごい部分があることに無意識の自分は気づいているのです。

例えば、あなたが人を恨んだり、嫉妬したりする「自分」のことが嫌いだとします。すると、人前や自分を理解して欲しい人の前ではその自分を隠そうとするはずです。嫌いな自分を封印したり、ごまかしたり、嫌いな自分は自分でないことにしたり、自分の中から排除して好かれる自分でいっぱいにしようとすると、仮面を被ったままの自分で生きることになります。自分に嘘をつくのをやめて、ゆっくりと心をほどいていきましょう。素直になることは難しいかもしれませんが、その嫉妬の奥にある本当の理由は何でしょうか。あなたの心の声に気がついて欲しいです。

自己嫌悪

人間関係で上手くいっているときはいいかもしれませんが、演じている自分が嫌になってやがてはそんな自分が嫌いになっていきます。優しい人にも怒りはあり、冷めた人にも温かい心はあります。他者のすべてを理解し受け入れることが不可能であるように、自分のすべてを受け入れてもらうこともできません。すべてを理解できるのは自分のことだけです。とは言っても、自分を知ることが一番難しいと感じると思います。

では、どのように自分を知ることができるのでしょうか。

あなたの周り人が、あなたがどんな人間なのかを映し出してくれています。人のことは見えても自分のことは見えず、自分が見えるまで誰かを通して自分を見ることになります。そうすると、自分を確認するために誰かをずっと頼らなくてはいけなくなります。それが依存や支配の始まりであり原因です。

そうならないためにまずは、自分自身にもっと興味を持ってみてください。あなたをもっとよく見てください。あなたのよいところが必ずあります。自分を責める必要もないのです。

過去と今を区別する

自分と他人は別の人間です。羨ましいと思う部分は、きっとあなたに備わっている部分です。○○して欲しい、と思う気持ちは、自分が自分に気づいて欲しいサインです。あなたの好きな人はあなたのことをすべて理解していますか？

あなたが大好きでどんなに話が合う人でも、他人は他人で１００％同じではありません。

これまで生きてきてどんなに辛いことがあったとしても、あなたは自分で生きることをやめずに今存在しています。辛い過去も含めてすべてがあなたなのです。そこを受け入れられたら、自分を感じ始めると思います。よく頑張ったと自分を褒めてあげてください。

あなたは本当の自分の能力をわかっています。だから人と比べたときにイラっとしたり、モヤっとします。相手に対する感情は「自分の中にも同じだけの能力がある」ということを、魂レベルでわかっているからです。

それでもそれを信じられないのは、過去の記憶に否定された、批判された、失敗したなどのマイナス要素が自分をストップしているだけにすぎません。

あなたの魂は本来の望みを知っています。あなたがどんなことを体験して幸せになるのかをわかっていますから、魂の望みに従うだけです。あなたが心の奥深い過去の欲をきちんと受け止め、今の欲と区別し整理することで進みたい道が全く違う方向であると気づくかもしれません。それでも、自分の心、そして魂を裏切り続けるのはもうやめましょう。

6　体と心はつながっている

体と心のつながり

体と心はつながっています。

体の声と心の声がありますが、あなたはどちらの声も感じることができるでしょうか？

例えば、疲れると甘いものが食べたくなる人と、塩辛いものが食べたくなる人がいます。刺激を求めて辛い物を好む人もいるかもしれません。このように、体が欲求する食べ物と心が欲求しているものがあり、さらに、頭で考える選択肢も加わってしまうわけです。甘いものが食べたい場合に、脾気が弱ると甘いものを食べたくなります。これは、内臓の欲求です。心が疲れると甘いものが食べたくなる場合もあります。甘いものは癒されますよね。ただ、甘いものが中毒又は習慣となってついつい食べ過ぎてしまう場合には頭でルーティンを決めていることがあります。この場合は心の欲求ではありませんので注意が必要です。ドキッとされた方も多いかもしれません。あなたは、体・心・頭の欲求を感じることができますか？　体や心を無視した食べ方になっていないでしょうか。

心が幸せを感じている

じつは、食べ物は栄養の観点だけでなく、心を満たし幸せを感じることも大きな目的であると私は考えています。家族や友人と一緒に食べると食事が美味しく感じるし、とても充実した時間を過ごすことができます。逆に気の合わない人との食事はとてもつらいものです。悩みがある場合には、食事が喉を通らない、という経験もあるのではないでしょうか。私自身も、甘いものが中毒になっている時期がありました。予防栄養や分子栄養学を勉強したことで栄養不足であることを知りました。私の場合はサプリメントで栄養を補うことで、甘いものが欲しい欲求が減り、糖質中毒から卒業することができました。自分の食事のパターンを知ることで、健康への意識も変わります。

あまり、ストイックになりすぎず、喜びや楽しみも感じながら、効果を実感できるもの、そして、無理なく続けられるものに出会えると、健康がとても身近になるのではないでしょうか。

7　体が喜ぶこと

喜びを探すために

体が喜ぶことを知っている人はとても行動的で元気な人が多いと思います。

何をすると喜びを感じるか。すぐにイメージができて、すぐに行動できる人はどれくらいいるでしょうか。きっと、少ないと思います。

体が喜ぶ行動よりもストレスを感じる行動のほうが圧倒的に多いのではないでしょうか。気持ちが向かないことや体力的に辛いことも体にとってはストレスとなります。想像するだけで、体が重たく感じてしまいます。さらに、体のストレスには、認識できることとできないことがあります。肌のストレスであれば服の繊維によってストレスが変わります。部屋の温度や外気温の変化もストレスとなり、細胞でみると栄養や酸素不足が細胞にとってストレスになります。

このように、認識ができないストレスまで考える必要はないと思うかもしれませんが、知っておくことは大切だと思います。知ることで対策ができますし、知らないとストレスがどんどん蓄積してしまいます。または、過敏に反応し症状を引き起こしてしまうかもしれません。これらの変化に柔軟に対応できる力を身につけて、ストレス対策をしていきたいものです。

ストレスを可視化する

体のストレスと体が喜ぶことは天秤にかけられているかのように、ストレスが軽減すると自然と喜びが増えるように感じます。ストレスばかりが増え続け溢れていては、喜びを見つけることは難しく、たとえ見つけられても一過性で消えてしまい持続することが難しいのではないでしょうか。やはり、根本的なストレスに向き合いながら、できる範囲で解消していくことで、余裕が生まれ、余裕があるから喜びを感じられるのだと思います。

ストレスが0になることはありません。ストレスは悪い影響ばかりでなくモチベーションにつながったり、必要な刺激となる場合もあります。一言でストレスと言っても質と量によってよくも悪くも影響するものだと思います。例えば、喜びが10になることも非現実的だと思います。極端ではなく変化に柔軟に対応していくことが大切で、「備えあれば憂い（患い）なし」というように、心に余裕を持ち、柔軟な心を育てることで、よいことや辛いことがあっても、大難を小難に、小難を無難に導く知恵と対応力が身につくのではないでしょうか。この余裕という部分は、心とも関係があり、体と心はつながっていることを改めて実感します。やはり、心と体を1つとして考えながらケアしていくことが健康と幸せへの近道なのではないかと思います。

ストレスを考える

ストレスについてもう少し深掘りをして考えてみましょう。

例えば、体・心が感じるストレス、細胞に栄養や酸素が不足するストレス、気が不足するストレス、暑い寒い外気温や体温のストレス、痛みのストレス、恐怖のストレス、「緊張が過ぎる」ことをストレスとして考えると、無限にストレスがあることがわかります。

一度ストレスを認識し始めると、ストレスを探す〝プロ〟と言えるほど、どんなことにもストレスと置き換え、ストレスを見つけることに意識をつかってしまうため無意識のうちに気力も低下してしまいます。ストレスを感じるときには、必ず理由があります。大切なことは、ストレスと闘うのではなく、その先の未来を見据えること。目的や目標を見失うとストレスにおしつぶされてしまいます。ストレスと闘うのではなく、経験の中で柔軟に対応できる適応力を身につけることや視点の切り替え、思考の柔軟性が大切だと思います。

心の闇

ここで、心の闇について触れてみたいと思います。

あなたは、今、悩みを抱えていますか？　悩みには、人に理解してもらえる悩みとそうでない悩み、解決できる悩みとできない悩みがあると思います。私の場合は、幼少期からのちょっと不思議な体質にずっと悩んできました。4歳で保育園に通い始めたとき、人が言葉にしていることと、その人が心で感じていることが違うので、どう接していいかわかりませんでした。小学生になってからも、なぜ、自分の中のズレに気づかないままなのか。心が泣いているのになぜ無視しているのか。心の中の〝本当の自分〟を放置しているとこの先どうなってしまうのか、いつも恐怖と不安を抱えていました。今こうして振り返ると、きっと不思議な子供だったと思います。

話がそれてしまいましたが、私の場合は、「人の心の苦しさがわかる」ことが悩みでした。当人は自覚していないし、困っていないのに、私が困っていても何の解決にもなりません。それどころか、話せば否定されることがほとんどで何の役にも立ちません。

今わかることは、人は本質に触れると感情が動き、その場合の感情はコントロールができないということ。ほとんどの場合、怒りは心の訴えであり、涙は魂を感じているサインです。もしあなたが、理由がわからないのに涙が止まらない経験をしたら、それは魂が泣いているのです。その涙は心の〝闇〟を浄化してくれます。心に触れることで心を感じやすくなります。そして、自分に素直になることができるようになります。

第6章　気

1　エネルギー／気

万物は気から

私たちは、自分と自分以外の人やものを区別して捉えていますが、人の体は小さな素粒子でできていて、目では見えない小さな振動である波動を出して、それらが交流しています。つまりは、人ももの、自然もすべては1つということになります。目に見えないものを信じる、信じないという話ではなくて、「ある」とか「ない」の話でもなく、あなたは目に見えない「気」を放ち、受け取っているのです。

人が集まる場所に行くと熱気を感じ、健康的に笑う人を見ると元気を感じます。目に見えない「気」はそこらじゅうにたくさんあり、それを感じ取り生きています。太陽の光を感じると気持ちよく感じ、空気の綺麗な場所に行くと無意識に「深呼吸」をします。

これらは、頭で考えて何か行動を起こしているというよりも、人間の本能がそれを求め必要としているからに違いなく、日常的にそれら自然体の活動から遠く離れていると忘れてしまうものでもあります。ですから、人工的なものに囲まれていると何となく海や山に行きたいと思う人も多いはずです。

日差しが苦手、運動が苦手、アウトドア派でない人も細胞が元気になることを求めているのは同じで、たとえ自分で自覚していなくても、本能は細胞が活性化することを求め、元気になる行動をいつも探しています。

気の影響

夜に仕事をしている人、暗い場所が好きで安心する人もいると思いますが、それも自分の今ある環境からの適応力から順応し慣れた場合と、もともと静かな場所、暗い場所が幼いころから好きな人もいます。どちらが悪くて、どちらがよいという話ではありません。環境や習慣からではなく、心が喜ぶ欲求が何であるか、そこに気がつくと細胞は喜びます。

自分が心地よいと思うときには高波動な振動を自分が発信しています。その振動と同じような周波数を持つ人同士が引き合うようになります。逆に、愚痴や不満、非難を常に口に出している場合は、その周波数の人があなたの周りには多くなります。

そういった感情をもっていないのに、そんな人が周りにいるなと思ったら、あなたは自分自身の内側に対して「愚痴や批判」を言っていないか確認してみてください。あなたは自分自身に「こんな自分はダメだ」「またこうなるのは自分のせいだ」「なにをやってもうまくいかない」など自分の行動に対してNGを出すことが多くないでしょうか。

自分に向けたその波動も人に伝わってしまいます。人のことを優先にしすぎて我慢が多い、自分の言いたいことを溜め込んでしまうなど自分の中に抱え込んでしまうのも同じです。自分の内側から怒りが込み上げ腹が立つことが多い場合には、我慢の限界を超えているので注意が必要です。

あなたの周りがあなたに優しくない、他人の愚痴の聞き役ばかりしている場合は、あなた自身が自分の心の声を無視していないか、ふと心に湧く要望をキャッチして叶えてあげているか俯瞰しながら観察してみてください。


思考というエネルギー「気」が現実を創り出す

「もう少し寝たいな」「今日は頑張りたくないな」というような自分の内なる声も、こんな自分はダメだと否定していると、かならず否定する人が周りに現れます。自分の内側に起こる無意識ともいえる思考癖こそが、現実を創り出しています。自分を否定せず評価せず、心の声のままを一度受け止めることで身体と感情が一致して心がほぐれ波動が上がります。

社会という集団で生きようとすると、ダラダラしていては確かに仕事が捗りませんし、決められた時間に行動しないといけない場面がほとんどです。それでももう少し寝たい、もっと楽に生きたいと思っている自分もいると思います。その自分を無視せずに気持ちを一度受け止め、大切にしてあげることと「それはダメだ」「こんな自分はダメだ」と否定することは全く身体への影響が違います。

同じ頑張りでも、頑張りたくないな〜と思う気持ちに寄り添い、それから行動に起こすことで、知恵を絞りだそうとします。もっと睡眠時間を増やす生活リズムはないか、自分が無理して頑張らなくてもできる仕事は他にないかなど、自分を癒してから行動をし始めると自分の中にあるアンテナやセンサー「気」の状態が変化し、同じような毎日の中でも状況が少しずつよくなり、少しだけ時間に余裕が生まれたり、嫌な人が周りからいなくなるなど気づかないレベルでの変化が起こり始めます。

まずは、自分の気の状態を下げずに保つこと。次に気を高めることに意識を向けてみましょう。自分の気の状態を常にいい状態に保つことで、自分の描く未来像に近づきやすくなり魂の望みを叶えるスピードも早くなります。一度きりの人生を不満だらけで生きるよりも、自分の魂のお友達をたくさんつくり、あなたが持っている才能を開花させ、どんどん共有し発揮していくほうが活気に満ち溢れた毎日となり、心も体も健康を維持することができます。

2　丹田／精気神

「未病」という考え方

メンタルの不調や疾患のほとんどは未病に属し、病気と診断されなくてもなんだか不調が続いているような状態が多いと思います。「メンタル」というと精神的に強い・弱いなどで判断されますが、ストレスをどのように受け止め解釈するか、同じ出来事でもひどく落ち込む人もいれば、１時間もすると忘れてしまう人もいます。

精神的ダメージを受けているにも関わらず休まずにフル回転を続けてしまい自分でセーブをしな

い場合には「病気」として発症し、生き方を強制的に変えなくてはいけない出来事がやってきます。この出来事を心と身体と向き合うために必要な期間だったと捉えるか、不運でしかなかったと捉えるかがよくも悪くも分岐点となり気づいた人は転機となっていきます。

中医学は人を観る医学

現代医学では「病気」が「ある・ない」、治療を「する・しない」で分けますが、中医学では、病気をみるのではなく、還元力をみています。自然治癒力を最大に引き出し、心身ともに健康な体づくりを目指し、限りある命を大切にすること。ゆっくり命を燃やすためのライフスタイルの提案、不調がある場合には薬や運動、内面へのアプローチを指導しています。

現代の日本では多くの人が何らかの不調をかかえており、それらがなぜ引き起こされているのかもっと根本を解決していかなければなりません。仕事や人間関係などの外側のストレスは変えられるものと、変えられないものがありますが、内側の捉え方は1秒あればすぐに変えることができます。変えられないのではなく「変えたいか変えたくないか」変える気が「あるか、ないか」自分に問いかけてみてください。

今のまま不満や不調を抱えていくことも自分の選択していることで、じつは究極の二択であり、自分の意思で決めていることに気がつかなければいけません。変えられないと思い込んでいる、その「思い込み」がメンタルブロックでもあります。その意思と闘うのではなく、癒していきましょう。気づくことで変化していきます。

整うことで現在位置がわかる

とは言え、まずは心を落ち着かせ、自分の体調を整えた状態で今の状況を判断しなければベストな選択や現在位置を把握することができません。そして今はこれが最善だと思っていても、時間が経つにつれ魂が成長し、窮屈になり、より大きな器やステージに進みたくなるものです。

時が止まることがないのと同じで、私たちも常に変化成長し続けているのです。例えば、変化を求めていない場合でも、何かしらの衝撃、出来事、一般的にはショックに思えるような絶望的な出来事が発生することで、その器からはみ出ていつの間にか新しい世界へ飛びこんでいた。という場合も多いと思います。

ブレーキをかけているのは自分自身で、本当はたくさんの人が応援してくれています。本当は思っている以上にチャンスが訪れてきています。あなたの気持ちが向けば、一気にタイミングが重なり道が開けて誰かに背中を押されたかのように進みたい方向へ加速することがあります。そのチャンスに乗るためには心のブレーキを外し流れに身をゆだねてみること。恐怖が強い場合には無理をせず、わくわくしたり、心がほっこりと温かくなるときには自分を信じて進んでみてください。

力で進むというよりは、流れを読む、流れに乗るというイメージがよいでしょう。自分を下げること、自分を減らすことはせずに自分が喜ぶことを選択してみてください。

不安を感じるときは慎重に

現状維持を優先して魂の成長を自分で妨げようとする、挑戦から遠ざかる、我慢ばかりして心に素直に生きていない人は身体に何かしらの症状が現れ、原因が特定できないまま不調や違和感を繰り返しているかもしれません。そのSOSのサインに気づけたら転機のチャンスです。どんなときでも、魂の望む道を選択してみてください。

最初は少しだけ怖く感じることもあるかもしれませんが、不安はいつでも誰にでもあるものです。むしろ、慎重に進みだすことが大切で、特に何かに挑戦するとき、まだ経験したことがないことをしようとするときには強く不安を感じると思います。

そんなときは急がずに時間をとり、少し息抜きをして淡々と毎日を過ごしてみてください。未来のことを考えると心がふわっと軽くなったり、動きたくなるタイミングがきたら気持ちに委ねて動いてみてください。心が軽やかで安心しながらもドキドキする感覚や変化を見逃さないでください。ワクワクした気持ちを思い出し未来へ進みはじめると、天は追い風を吹かせてくれます。余命宣告を受けていても奇跡的な回復を遂げたり、歩けない人が歩けたりと、私たちが頭で考えても説明も理解もできずどうにも答えにならないような結果が出るのは、患者さんが「生きる」本能に目覚めて、一心に願い、細胞の持つ最大のエネルギー〝還元力〟を引き出せたからです。

このように医学では解明できない身体の中に眠るエネルギーを普段から自分で生み出し、外へ放出することができればあなたは、精神的肉体的にも満たされ年齢を感じない日々を手に入れられるでしょう。

3　【精気神】

人体をつくる3つの大切なもの

精・気・神は、人の三宝です。

【精】…人体を構成するもので、成長や生殖に使われるエネルギーで人体活動の源です。腎の元（もと）と言われ、身体に見えるもの、栄養物質やホルモン系を指します。血液、リンパ、唾液、胃液、腸液、細胞内水なども含みます。

【気】…物質世界を動かしているエネルギー、肉体活動。臓腑機能や免疫系を指し、すべてを生み出しているエネルギーの総称。

【神】…人の精神状態や意識のことで人は神とつながっていないと生命維持ができません。意識できる精神活動のほかに意識しなくても心臓が動き、血液が循環しているように他にも地球上の様々なエネルギーを取り込み循環しながら生きています。

理想は三宝よしの状態です。精・気・神のバランスと循環が大切です。

精・気・神の関係性

「精」と「気」は身体の内側のものとして、外側に現れている「神」を支えています。体に負担がかかるストレス、生活環境、自分の心に反した生き方を選ぶ、自分を極限まで追い込むなど〝神経を使う〟と「精」と「気」を消耗します。消耗するとメンタルが落ち、気が病み、やがては見えない不調に悩まされて放置することで病気になります。

「精」と「気」が「神」を支えていると同時に、「神」もまた「精」と「気」を支えています。「精」と「気」が満ちていれば「神」が安定し、少なくなると不安定になります。お互いに支え合い、見事なバランス感覚で不足を補い生命活動を維持しています。

4 【丹田】

人間の体内エネルギーを生産し貯蓄させる場所

・上丹田…天のエネルギーを受け取る
・下丹田…地のエネルギーを吸い上げる
・中丹田…天地のエネルギーを内に統合する

丹田のトレーニングは体や心を強くするためにも、パフォーマンスを高めるためにもバランスを整えるためにも重要であり、毎日の習慣に取り入れていきたいものです。

たくさんトレーニング方法がある中で、私が好きな「小周天」をご紹介します（図参照）。

姿勢は、椅子に座るか座禅の姿勢で大丈夫です。

服装もゆったりと締めつけない程度のものがよいでしょう。

それでは、ゆっくりと呼吸をしていきましょう。

呼吸に意識を集中しすぎると、緊張が強くなる場合がありますので、リラックスを心掛けてください。そのまま自然呼吸を続けてください。リラックスを感じてきたら始めていきましょう。

① ゆっくりと息を吸いながら軽く肛門をしめていき、そのタイミングで肛門（会陰部）から背骨に沿ってエネルギーが上昇していくのを感じてみてください。

小周天

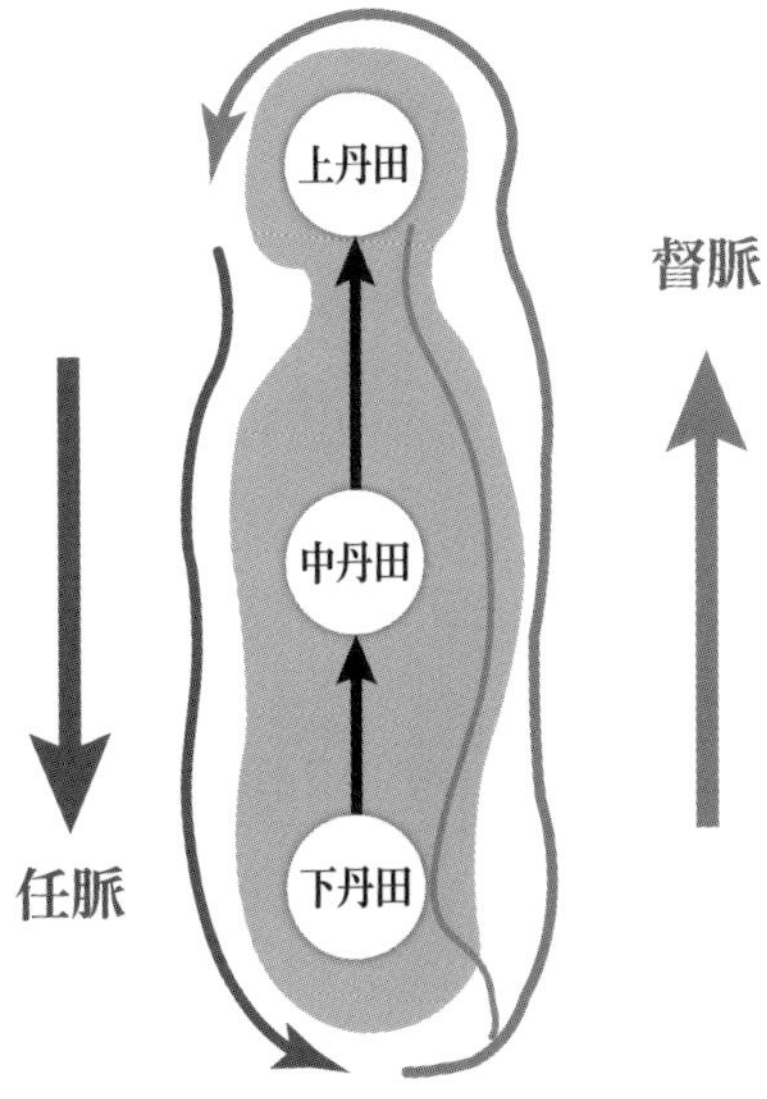

肛門⇩腰⇩背中⇩首⇩後頭部⇩頭の上まで一直線に流れるイメージしていきましょう。

② 次は息を吐きながら、エネルギーを下ろしていきましょう。

おでこ⇩顔面⇩首⇩喉⇩胸⇩みぞおち⇩お腹⇩下腹部⇩股を通って肛門（会陰部）に戻ります。

③ ①＋②を一周として、ゆっくりとリラックスできるスピードで繰り返してみてください。

※まずは、3分程度集中して行ってみましょう。

※逆回しもあります。男女や体調をみて決める場合もあります。

※エネルギーの動きを感じようとすると疲れてしまいます。もし、感じない場合には、感じることを目的にするのではなく、気が巡っているイメージからで大丈夫です。

※任脈と督脈の経絡トレーニングです。

※呼吸が続かない場合には、リラックスを優先にして、自然呼吸から始めてみてください。

下丹田は『体』

中丹田は『心』

上丹田は『意識』

3つの丹田があり、それぞれのトレーニング方法がありますが、まずは、下丹田が重要です。

下丹田のエネルギーが強くなることで中丹田、上丹田が整っていく『精↓気↓神』の順番を意識した練習から始めてみましょう。

5 【チャクラ】

精神と肉体を司る7つのエネルギー

チャクラについては一度は耳にしたことがある方も多いと思いますが、幸体学ではニュアンスや表現が少し異なる場合もあります。ですが、人間の体を様々な観点から読み解いているというだけで肉体的精神的エネルギーの大きな流れとしては変わりません。チャクラとは、サンスクリットで「車輪」「回る」という意味があり、エネルギーの流れ、出入りしている場所などを第1から第7まで特徴を説明しています。それぞれのチャクラに重要な役割があります。チャクラエネルギーが満ち溢れ、うまく循環し機能していると、精神面でも安定し、臓器が働き、健康を保つことができます。各チャクラの場所や働き、整え方、さらには、流れが滞っている状態だとどうなるのかを理解することで、自分の健康状態をチェックしたり、不調がある場合には各チャクラのエネルギーとバランスを整えることで自分の心と体と向き合いながらセルフケアすることもできます。

人は、自分以外の人や環境の中、口や皮膚、自然から意識無意識問わず影響を受けています。感情が揺さぶられ精神的に疲れる日もあれば、仕事でひどく疲労を感じ肉体的に疲れることもあるでしょう。様々な疲れがあり偏ります。それらが知らず知らずのうちに蓄積されエネルギーを消耗し、乱れ、気の流れがうまくいかなくなると「未病」という状態になり慢性的な不調や痛みが現れやすがて精神がコントロール不可能となり、突然病気を発症します。身体の流れを整えることでエネルギーの不足を補い、心身が整う状態にしていくことが健康を保つための第1歩となります。

6　チャクラの場所

チャクラの種類

・第7チャクラ…頭頂部
・第6チャクラ…眉間
・第5チャクラ…喉
・第4チャクラ…胸
・第3チャクラ…みぞおち
・第2チャクラ…丹田
・第1チャクラ…会陰

骨盤の底から、頭の上までのチャクラが活性化することを「チャクラが開く」「チャクラを通す」という表現をし、過去の経験トラウマから魂レベルでの情報、記憶を各チャクラが司ります。閉じ切っている場合や解放しすぎている場合など、精神と肉体をつなぐ役割をしていて、肉体を動かすために循環させ精神を安定させ細胞を活性させています。

各チャクラを意識し整えることがわかると意識がどんどん研ぎ澄まされていき、無駄な欲を削ぎ落とし、必要なものを取り込み、命に感謝でき、生きている生命活動そのものが愛おしいものとなります。持って生まれた魂、肉体、性質すべてを受け入れ命を大切に今を生きられるようになると、命が神、光の存在であることがわかります。

7　チャクラの役割

第1チャクラ…（生命力・生きる力・行動力・やる気・目標や希望を掲げて進む力）

このチャクラはエネルギーの出入り口で、このチャクラが滞ると無気力感や、目標を掲げても意味がないと感じてしまう無意欲感、生まれてきたことへ価値を見出せないなど、底力になるパワーが不足するため、自分の中から湧きおこるエネルギーそのものを感じにくくなってしまう場合があります。生存本能が関わるので、両親・家族間での記憶により現在のパートナーシップ、仕事へ影響が出て依存的になり執着しているものがなくなると不安や恐怖に陥ります。恐れから仕事を頑張ろう、お金を稼ごうとしていることもあり、それらを基準に自分の価値を見出そうとする場合、いくら頑張っても達成感を得られず心が疲れてしまいます。

体力や気力の低下を感じている場合には、1チャクラを活性化しましょう。お尻（肛門）を少しだけ引き締めて歩く&立つだけで活性化することができますので試してみてください。

第2チャクラ…（人間関係・決定力・情緒安定・粘り強さ）

このチャクラは第1チャクラが満たされないと生まれません。例えば幼少期に親の気分や躾により大好きなおやつやおもちゃが取り上げられた場合、親のご機嫌を取らないと「楽しみ・心地よさ」を獲得することができないため生存本能が脅かされてしまいます。

叱られて家の外に出されるなどの経験が根強く残ってしまった場合、明日の楽しみより何より親のご機嫌を優先に取りにいきます。

逆に、いつでも自分を応援してくれる人がいるなど「安心感」が常にあると自分の好きなことやその世界に夢中になる力が養われ、集中力が出てきます。

安心感から人を信じる力も大きく育ち、自分の心に素直であるため良好な関係を生み出し人間関係がスムーズになります。

第3チャクラ…（自分の人生・協調性・柔軟性・癒す力・自分の価値・思考力）

このチャクラは顕在意識の入り口でもあり、過去・現在・未来を俯瞰して冷静に考える力を司ります。自分と自分以外のものを区別しながらも同じである意識を持つことで、人と共存し他を受け入れることができるようになります。第2チャクラで得た安心感がなければ身を守るために攻撃的になったり、逆に悲観的になったりして、環境や人間関係が変わっても同じようなことで悩み自分が振り回され、いつまでたっても自分の人生を生きることができません。

第4チャクラ…（心・愛・調和・解放・バランス・無条件の愛）

第1チャクラから第3チャクラまでがしっかり育つと、「自分」という意識が芽生えます。起きることすべてを癒し「これが私なんだ」という意識で物事を捉えることができて、他人やものへの労わりや思いやり、愛情が自然と内側から湧き上がります。心臓や循環器と密接な関係にあり、嬉しいことを言われると体がポカポカして暖かくなるのは、心が素直に解放され愛を受け入れているからです。

第4チャクラが開いても、第1～3が閉じていると、与えられる愛を素直に受け入れきれずに皮肉を言ってしまう、嬉しいけれど喜べないなど行動と逆になってしまうことがあります。

第5チャクラ…（表現力・ことば・コミュニケーション・意志）

内側から自然に湧き上がる愛情は頭で考えた愛、感謝などとは違い、確固たる自信を得るので強い意志を持ちます。誰かのため、目標のため、限りある命を最大に活かし何かに役に立てたいと思うようになるので、少しきつい仕事や睡眠が短くても疲れず、やればやるほど力がみなぎるような感覚があります。

意志を持った表現は技術の差ではなく人の心に訴えかけるパワーが強く人を惹きつけることができ、生み出した仕事や作品は魂のこもった波動の高いものとなるでしょう。

同じ魂をもった仲間たちを引き寄せる力も強くなりより大きな集合体となることで、自分自身を輝かせ心地よく生きることができます。

第6チャクラ…（直観力・アイデア・ひらめき・先見・第三の眼）

自分の人生を100％生きると、勘が冴え多くのアイデアが浮かび、表面的なことだけでなく、物事の本質を見極める力が出てきます。新しいことに取り組むときなどは挑戦への恐れもありながら「自分への信頼」という安心感から、心を落ち着かせ冷静な判断や決定を選択することができます。魂が幸せになるためにミッションを思い出し未来の自分からのメッセージを受け取り、将来の予測をすることができます。

勘がさえない、アイデアが降りてこない場合は、目の前の利益が優先であったり、焦り不安からの行動をとっているため第三の目が閉じたままかもしれません。

第7チャクラ…（宇宙意識・潜在能力・願望実現・安らぎ）

第7チャクラを開くには、物質的な成功や名誉を得るための行動、執着を手放し我欲である自己中心的な考えから解き放たれたときに開花します。「天命」に気づくと、生きる目的や役割が明確になります。すると、自分という枠を超え、宇宙の流れに身を任せ、自分を信頼し安らぎの中でいつでも満たされている感覚と、いつでも、どこにいても「何か」に守られているような不思議な安心感があります。万物のエネルギーと調和しながら魂の望みを肉体を通して表現することができます。目に見えない大いなる存在とのつながりをいつでも感じることができます。

チャクラの活性化

すべてのチャクラを活性化し開き、チャクラとチャクラがつながり、循環し始めると、自分でも知り得なかった思いもよらない才能が溢れ出て、今まで秘めていた内なる力が爆発し人生が１８０度変わるような体験をすることがあります。

一度目覚めると自分に嘘をつくことが苦しくなるため、今までの人生はなんだったのかと思うほど、突然生き方を変え、付き合う人を変え人格がガラリと変わってしまうことが多くあります。その場合は、今まで我慢が強く自分を押し殺していたというケースです。

交通事故など一度生死の境を経験すると、新しく命を授かったような感覚で自分の魂の望む生き方をしたくなり覚醒する人もいます。

チャクラの分析

第４チャクラを基準に上下に分け、第１〜第３の下のチャクラが通りにくい場合は、何事においても地に足がつかず、上の空でふわふわし非現実と現実の区別ができなくなります。空想や妄想、アイデアを出すようなことが得意でも、その才能を活かし「行動」し価値を「お金」にしていかなければ社会では生きていけません。目に見えない世界を信じて感じることはいいのですが、神頼みをするだけで夢が叶うわけではありません。リアルの現実世界を自分に当てはめ、生きるためにきちんと向き合う必要があります。

逆に、第4から上の第5〜第7のチャクラが通りにくい場合は、「自分」を大切にすることや信じる力が弱く、それでいて直観力が強すぎるため、現実逃避しやすくなります。目に見えない大いなる存在から見守られていることが信じられず、周りからの愛を無意識のうちに拒絶して受け取ることができないまま意固地になったり、頑固になったり、結果的に自分を信じることができません。物質的なことにこだわりお金を稼ぐことはできても「愛」から生まれる表現や行動が苦手になります。

自分の本当の姿を受け入れられない恐怖や不安を常に抱えるため、心を亡くし常に忙しい環境を選び、命を消耗する傾向にあります。本当は望んでいないのになぜか苦しい道を選んでしまうなど過去を整理し浄化できずにいると同じ悩みでぐるぐるしてしまうことになります。

チャクラ1〜7までを整える

命を輝かせ、今を大切に生きるためにチャクラ1〜7すべてのエネルギーのつながりを意識してみましょう。エネルギーを外に漏らさないよう意識しながら、きちんと開いた状態、またはつながりを感じる時間をつくることが大切です。

疲れをそのままにして忙しく生活していると、回復が追いつかなくなるので、さらにエネルギーが必要になります。私は整体をしながらお客様のエネルギー量を同時に見ていますが、多くの方は身体が悲鳴をあげています。エネルギーが駄々洩れしている方が多く、消耗し続けています。エネルギーを補う習慣がないため、年々疲労が蓄積し「歳のせい」と諦めてしまいます。

蓄積した疲労を回復させるためには物凄いエネルギー量が必要になり補い整えることが難しい場合もあります。そこまでいくと、セルフケアだけで不調を改善することができないため、その状態を見ていることがとても苦しいのです。

命には限りがあります。エネルギーにも限りがあります。限りある命を大切にするために、自分を癒す時間を毎日1分、1秒でもいいのでつくってください。エネルギーを消耗していることを自覚し、補う習慣を身につけてください。まずは、「エネルギーの駄々洩れ」をなくし、「エネルギーを減らさずに増やす」ことを考えていきましょう。

褒められるために無理をする、見返りを求め過ぎる、認められるために人より頑張ってしまうなどの行動を減らし、趣味や好きなこと、夢中になって時間を忘れてしまうことや楽しいことを見つけて増やしていきましょう。1日の時間の使い方をもう一度見直してみてください。そうすると集中力が高まり、意欲が増すので、自分自身のエネルギーを感じやすくなります。エネルギーが高まるとその分夢や目標を叶えるまでの時間が短縮され自己実現が早くなります。

チャクラ1つひとつのエネルギーを満たすことで心身ともに健康へ導くことができます。自分の中にあるチャクラエネルギーを感じていきましょう。

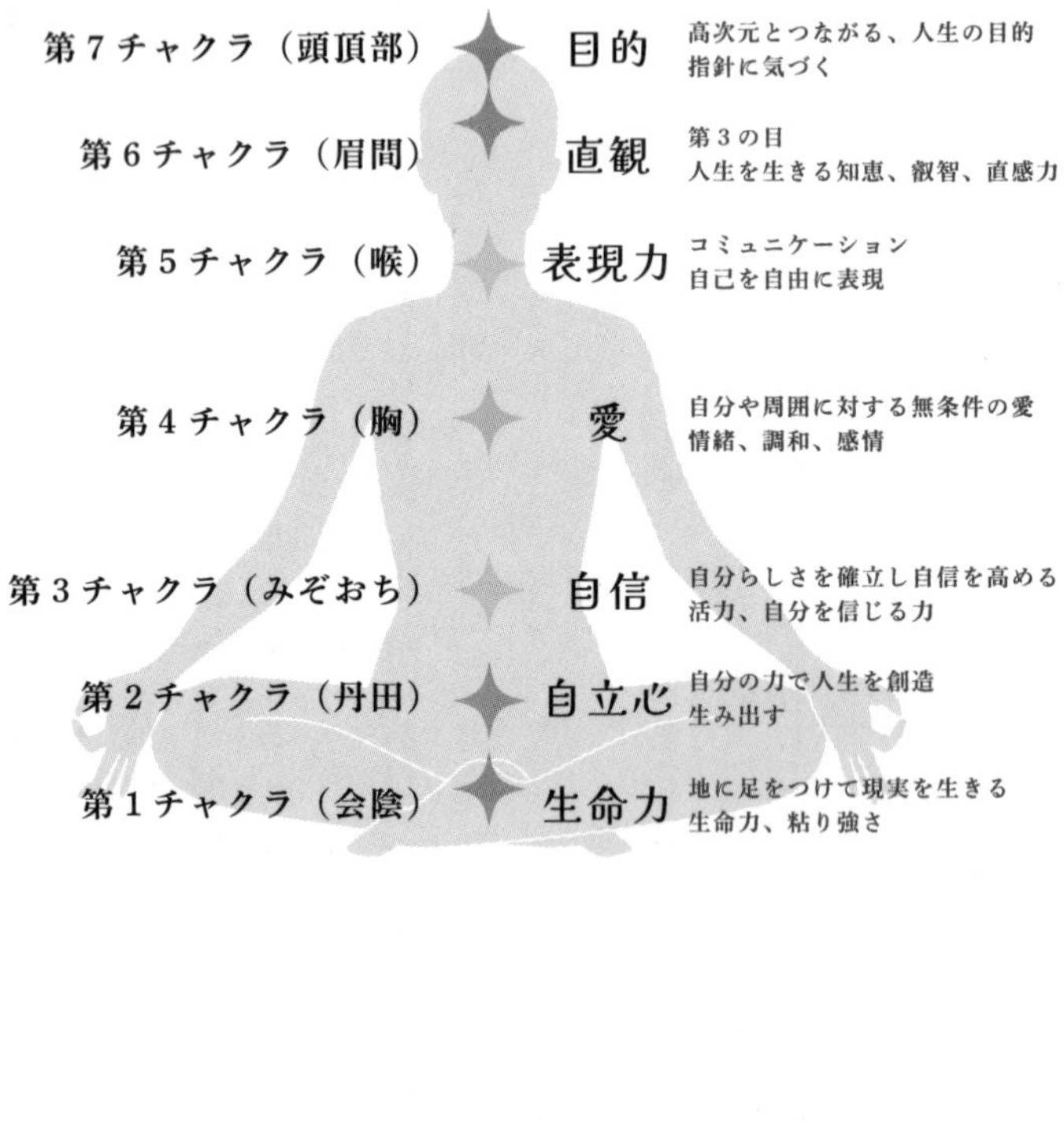
第7チャクラ（頭頂部）
目的
高次元とつながる、人生の目的
指針に気づく
第6チャクラ（眉間）
直観
第3の目
人生を生きる知恵、叡智、直感力
第5チャクラ（喉）
表現力
コミュニケーション
自己を自由に表現
第4チャクラ（胸）
愛
自分や周囲に対する無条件の愛
情緒、調和、感情
第3チャクラ（みぞおち）
自信
自分らしさを確立し自信を高める
活力、自分を信じる力
第2チャクラ（丹田）
自立心
自分の力で人生を創造
生み出す
第1チャクラ（会陰）
生命力
地に足をつけて現実を生きる
生命力、粘り強さ

第7章　精

1　先天精／後天精

精とは生命エネルギー

「精」とは五臓における腎（じん）に蓄えられている生命エネルギーの結晶のような存在で、ここから「気」や「血」が生み出されます。精は腎に収められているので、腎精（じんせい）や腎陰（じんいん）真陰（しんいん）とも呼ばれます。

普段何気なく使っている「元気」は全身をエネルギー循環で満たす「気」のこと。その気をつくりだしているところが「腎精」で中医学では養生の核心であり、腎精をいかに守るか、養生するかで身体の健康状態に影響されます。

2　2つの精

先天の精と後天の精

1つは、生まれたときに両親から受け継いだ「先天の精」、もう1つは、生後から飲食を通じて補われる「後天の精」です。先天の精は両親から受け継ぎ、次世代へ継承するもので発育や成長、生殖の源となるものです。

例えば、幼い頃から病弱である場合、親子で体質が似ているなど遺伝の場合もありますが、胎児のときに親の精が不足している場合に、子どもの精で補ってしまうため、先天の精が不足して生まれてくる場合もあります。親から受け継いだ精が少なければ、子どもの発育や成長に影響が出る場合があります（※すべての病気や発育に当てはまるわけではありません）。

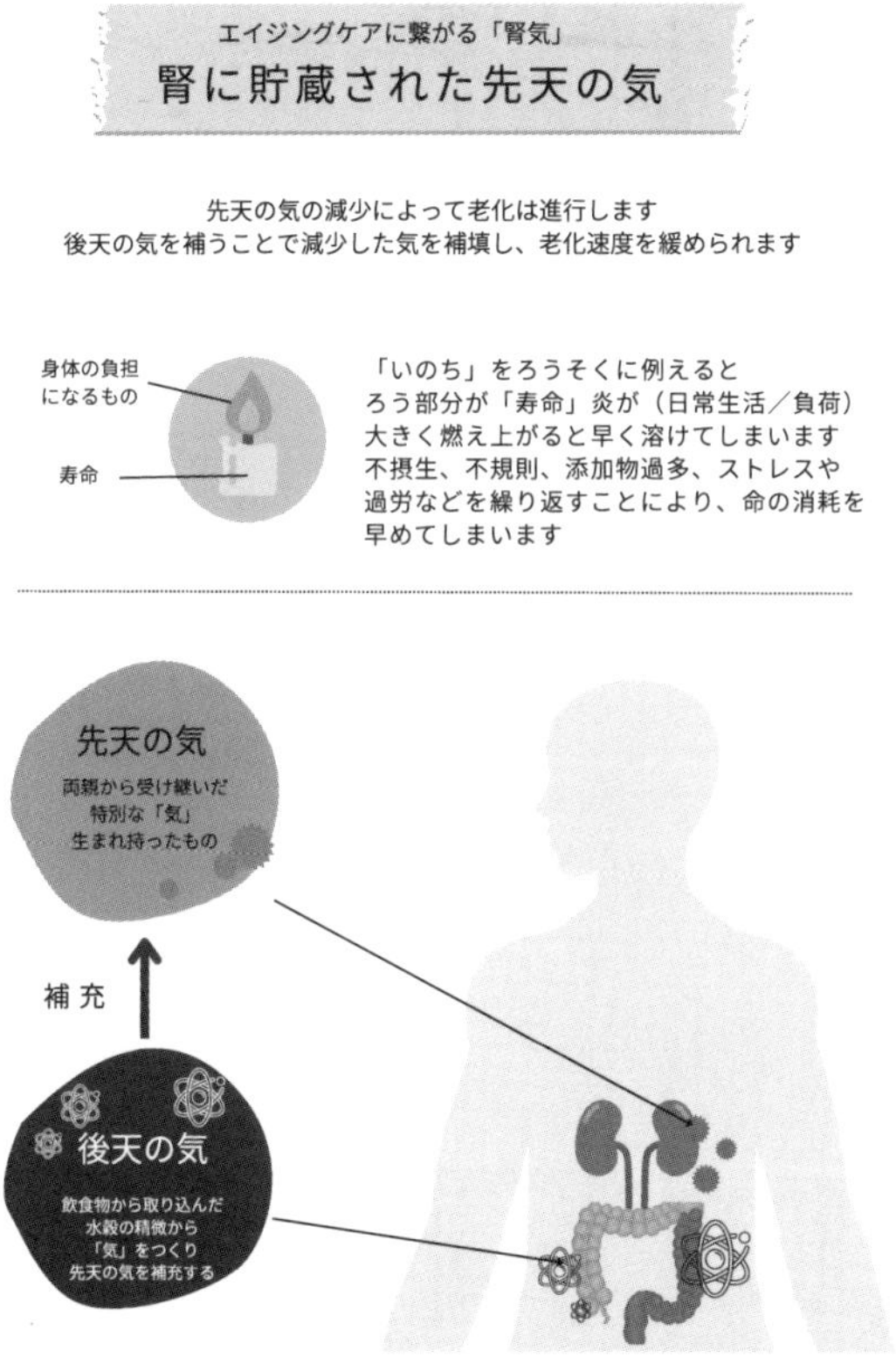
エイジングケアに繋がる「腎気」
腎に貯蔵された先天の気
先天の気の減少によって老化は進行します
後天の気を補うことで減少した気を補填し、老化速度を緩められます
身体の負担になるもの
寿命
「いのち」をろうそくに例えると
ろう部分が「寿命」炎が（日常生活／負荷）
大きく燃え上がると早く溶けてしまいます
不摂生、不規則、添加物過多、ストレスや
過労などを繰り返すことにより、命の消耗を
早めてしまいます
先天の気
両親から受け継いだ
特別な「気」
生まれ持ったもの
補充
後天の気
飲食物から取り込んだ
水穀の精微から
「気」をつくり
先天の気を補充する

男性は8の倍数、女性は7の倍数

また、後天の精は生後から飲食を通じて栄養を摂り消化し、脾と胃の働きによって精をつくり補充していきます。

精は生命活動を営む上で消費されてゆきますが、日々補充もされます。腎精は不足すると子どもでは発育不良（肉体的、知能発達の遅れ）につながり、大人では老化が始まります。

腎精は不足することはあっても過剰になることはありません。健康的な人の腎精は、女性は28歳、男性は32歳頃をピークにゆるやかに下り坂になり、女性が49歳、男性は56歳頃を境に「生殖に必要な腎精ライン」以下となり下降していきます。どんなに健康な人でもこのプロセスは変わらず、増加している時期にいかに高い位置まで充実させるか、高い時期をいかに長く維持させることができるかが重要なポイントとなります。

不規則な生活や、暴飲暴食、栄養価が低い加工食品の食事を長く続けていると補充が追いつかず、腎の精を無駄遣いしてしまうことになります。そのまま大量にエネルギーの消耗が続くと結果的に病気の原因となりますが、その段階で気がつく人は少ないです。命を減らしている自覚がある人も少ないと思います。命をろうそくに例えると、自分に負担をかけて生活をするということは炎が大きく燃え上がり、ロウの部分（寿命）が早く短くなるイメージです。

不規則な生活、ストレス、過労、パソコン、スマホ、ゲームの電磁波なども、じつは身体に影響を及ぼしており、場合によっては病気を生み出す原因にもなります。

食べ物で補うことができない「先天の精」

食物だけでなく、メンタルで気を増やすこともできるので、メンタルを整えチャクラを開通させ、自分自身とつながり、本来望む生き方に早く辿り着くことで命を大切に燃やすことができます。

腎中の精気（腎精）は両親から授かり腎の中に貯蔵された「先天の精」が元となり、それを「後天の精」が培ったものです。「後天の精」は主に飲食物を脾胃が消化吸収することによって得られるもの（水穀の精）です。

腎精は日々の生活で補うことができるので、生まれ持った「先天の精」が薄弱だったとしても、この世に生まれてからの養生しだいでは強くもなります、逆に言えば「先天の精」が充実していても不摂生をすることで腎精を損ない、心身が弱まったり病気になったりもします。

後天の精をどれだけ養生するかで体づくりはもちろんのこと、生きるエネルギーを蓄え、夢や目標に向かう土台づくりができると言えるでしょう。後天の精は飲食物を消化吸収することでつくられますから、口に入れるものに気を使い脾胃（消化器系）に負担をかけないようにすることが重要です。

脾胃（消化器系）が弱ってしまうと、後天の精がうまくつくれません。夜遅くの飲食、ダラダラ食べ、糖質脂質過多、生冷（なまもの・冷たいもの）、刺激物（唐辛子、香辛料・カフェイン）などの摂りすぎに注意して、なるべく薄味で自然に近い状態で食べることが、長い人生で考えると「未病」対策となり、アンチエイジングになります。

養生はお金と同じで、「健康貯金」とも言われています。

消耗しすぎないこと、蓄え補うこと。夜更かし、寝不足、無理をし過ぎない、疲れ過ぎないなどの無駄遣いを減らすという基本的なことの積み重ねです。腎精の不足を引き起こす原因を極力減らしましょう。

3　心腎不交／心腎エネルギー

腎が健康のバロメーター

「腎」の精気である腎気は2つに分けられます。1つは、体を温めたり、機能させたりするエネルギーの大元である「腎陽」。もう1つは、体を潤わせ栄養を与える「腎陰」です。腎気そのものが充実しているだけでなく、2つのバランスが大切です。

腎陰に比べて腎陽が不足している状態を「腎陽虚」腎陽に比べて腎陰が不足している状態を「腎陰虚」といいます。

腎陰虚はエネルギーが不足し、足腰がだるい、下半身に力がない、下半身が冷える、夜中にトイレに起きる、おしっこの出やキレが悪いといった症状があらわれやすくなります。

腎陰虚はうるおいや栄養が不足し、のぼせやすい、目が疲れやすい、目がかすむといった症状が出やすくなります。

心腎交流

中医学では、心（しん）と腎（じん）は常に影響し合い交流していると考えています。心は火、腎は水の役割を持つため、燃えすぎず、冷えすぎず、水浸しにならず、渇きすぎずの状態を保っています。この均等が乱れた状態が心腎不交で火が盛んな状態を表します。

人間は加齢により腎陰（水）が徐々に不足して、心陽を抑えきれず心陽が亢進して「心腎不交」となります。加齢症状＝腎虚になり様々な不快な症状「不定愁訴」を引き起こします。

「頭寒足熱」が健康の秘訣というのも心腎のエネルギーが循環している状態が健康であると言えるからです。

これとは逆に、心腎不交の始まりとして、頭や顔、上半身が熱くなりほてりを感じる。腰やお腹など下半身の冷え、特に足が冷えたまま温まりにくい、などの症状があらわれます。

あまり、重要視されていませんが、健康状態を把握するためにとてもとても重要なことなので目安にしていただきたいです。

4　症状

【腎陰虚】口の渇き、微熱、めまい、耳鳴り、寝汗、不眠、便秘

【腎陽虚】疲れやすい、足腰が弱い、冷え、むくみ、頻尿、めまい、耳鳴り

5　気・血・水

気・血・水／体をめぐる3要素

中医学では、健康の指標として「気・血・水」のバランスを重視しています。

「気」は人間の体を動かす根源となるエネルギーで目には見えませんが血液や水、臓器を動かし、すべての動きを活性させ自律神経系や内分泌系の働きに関わります。生命の維持には最も大事な要素です。気の巡りが悪いとイライラし、不足すると無気力になります。

「血」は体内にある赤い液体を指し、全身に酸素や栄養を運んだり、ホルモンバランスの調整をしたりしています。食物から得た「気」と「水（津液）」が「血」に変化すると考えられ、血のめぐりが悪いと、肩凝りや頭痛、目のクマなどの症状が現れ、不足すると肌や髪が乾燥し、貧血気味になります。

「水」は津液ともいわれ、体内にある透明な液体、鼻水、尿、リンパ液などの体のあらゆる水分を指し、免疫力に大きな関りがあります。消化や排泄作用に影響を及ぼすほか、臓器をスムーズに働かせる潤滑油のような役割を持っていて、水の巡りが悪くなると代謝が低下して、余分な水分が体内にたまります。結果、むくみ、手足の冷え、倦怠感といった症状が現れるようになります。

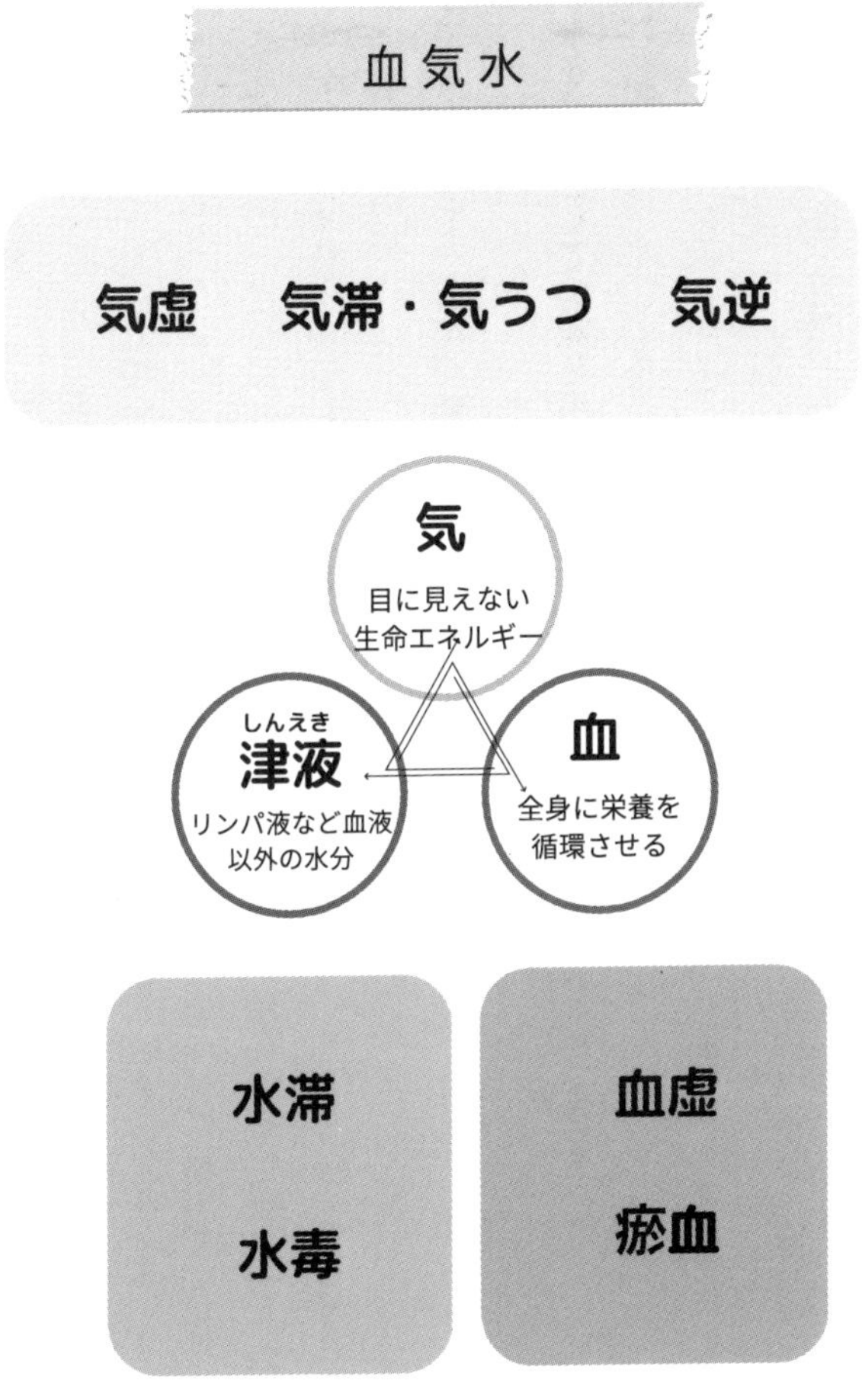

体を支える3つの大黒柱

簡単に例えると体を支える3つの大黒柱で、丈夫でしなやかな柱に支えられた家が雨風に耐え、地震などにも強いのとお同じで、健康な体、強いカラダを保つために必要な三要素なのです。

どこかの柱が細くなったり、ヒビが入ったりしてもろくなると、他の柱に負担がかかりバランスを崩し「不調」が出て、さらには「病気」となります。人によって傾きの癖や過労なども個人差があり負荷のかかり方や負担が多い少ないなど微妙な差や特徴があり、同じではありません。それが「体質」で、あなたの身体がどんなことに弱いのか、どうすると回復できるのか自分の体を普段から把握しておくことで、負担が軽くなります。

気・血・水を基本として虚実を用いて大きく6つの状態に分けることができる

【気】体の元気・エネルギーが不足している状態…「気虚（ききょ）」

ストレスが体に溜まって悪影響（気の滞り）を及ぼしている状態…「気滞（きたい）」

【血】体の栄養が足りていない状態…「血虚（けっきょ）」

体の隅々に栄養を循環できず巡っていない、滞っている状態…「瘀血（おけつ）」

【水】体の潤いが足りていない状態…「陰虚（いんきょ）」

体の隅々に栄養を循環できず巡っていない、滞っている状態…「水滞（すいたい）」

6　精気と五臓

便利と引き換えになっているもの

　腎に貯蔵された先天の気と、それを補う後天の気で生まれた「気」にのって血液の循環や栄養を運搬しています。目には見えませんが、確かにある生命エネルギーです。精神的に元気な人を見ると「元気だなぁ」と思うのと同じで肌感覚でエネルギーを感じています。

　私たち人間の体は目に見えるものを見たり、見えないものを感覚でとらえたり、触れたり、五感をフルに使って生きていて、身体の内臓も外側の刺激と内側の感情の刺激を受けています。現代は、パソコンやゲームなどの電磁波を1日中浴び、ブルートゥースなどの電子機器を身体の中に取り込み、電子的な音に慣らされて、芳香剤、入浴剤、柔軟剤の人工的な香りで溢れかえっています。肌に触れる洋服も化学繊維、食べ物も添加物・保存料・人工甘味料・農薬など食材本来の味は失われつつあります。

当たり前が変化している

　生まれたときからそういった人工的なものに囲まれていると、本来のカタチや状態、自然や天然そのもののよさを知らないまま育ち経験したことがないので「気」を感じる体験が少ないことが問題で、気の循環を重要とせず感じ方そのものがわからず、自然とつながる意識さえもなくなって「気」が常に不足した状態が普通となります。それがいわゆる「現代病」と言われるような原因不明の不調とつながっているように感じています。

五感すべてが活かせないまま、必要としなくなり、人としても動物としても不自然であるのに、違和感を感じることもなく、当たり前に今の現代社会の様式として順応している人も多いように感じています。ある意味当たり前になった世の中を生きるにはそのほうが賢く、生きやすいのかもしれません。

しかし、本当にこのままでいいのでしょうか。これらは、環境からくる問題です。健康被害への影響がゼロではないと思います。自分の健康の為に少し疑問を持ってみることも必要な気がします。

自然なものが手に入りにくい現実

昔は自然のものがたくさんあったので、わざわざ気にしなくても自動的に自然のもの天然のものを取り込むことができましたが、今は自分でお店や品物を選ばなければ手に入りません。健康も同じく、自分で「健康な状態」をいつも意識していないと、簡単・便利・流行に任せていると人間のもつ能力そのものが鈍くなってしまいます。

私たちの生活は、知らず知らずのうちにこのような環境になっていて、便利な文明の取り込み方、選び方を考えていかなければ「便利が不便」になり「便利が身体の退化」を早めてしまうことに気づかなければなりません。

精気が落ちるというのは、免疫力や自然治癒力に影響するので、そのままにしていると病気の原因を生み悪化させることにつながります。身体は本来欲求しているものを知っているので自然の空気を吸い、天然の素材に触れ、取り込むことは寿命を延ばし、命というエネルギーを必要以上に燃やしすぎない生き方をしようとします。

人間の基本的な体の仕組みは変わらず、自然の音、風、土、感触、光、温かさに触れることを身近な生活から取り入れ、人間が人間らしさを取り戻すためには、今ある生活が不自然であることを自覚していくことがスタートです。身体の細胞１つひとつを目覚めさせ、エネルギーを高めることで、生命エネルギーは強くなり、五感や直感が冴えてくると、本来備わった「人間力」が開花し発動することで「自然治癒力」を活かすことができるようになります。

有限である命

見方を変えると、命は生まれたときから死へのカウントダウンが始まり、常に減り続けています。今を便利に過ごすことで、ろうそくの火が急激に弱くなったり、その逆で火を急激に早く燃やすこともあります。自然のサイクルが狂った状態になると身体の仕組はどこかに負担がきてオーバーヒート状態で警告（不調）が出ます。

あなたの不調がどのような生活習慣・環境から生まれているかを遡り、自然の摂理にあらがわず、自然を感じることを増やしていきましょう。自然と共に生きていることを感じる時間を増やすことで体と心の緊張が緩み笑顔が増えると思います。

7　陰陽五行説

「五行説」と「陰陽説」

中医学の理論を支える自然観の1つに「陰陽五行説」があります。

宇宙の森羅万象は「気」の働きによって成り立ち、気は常に流動していて止まることはありません。これは人間の体にも置き換えることができ、自然界と同じように体内でも「気」の働きがあって、常に流れ続けているという考え方です。

「五行」の五とは、気を5つのあり様に分類し、行とは「巡る」という意味を表しています。

そして、この5つの相互作用、関連性を紐解きすべての事象を説明しようとしたものです。

5つの基本要素

基本要素は、木・火・土・金・水です。

《木の特性》

木は生命の源であり、成長と展開を象徴しています。この要素は新しい始まりや創造的なエネルギーと関連しており、春季と関連づけて考えます。

《火の特性》

火は情熱とエネルギーを象徴しています。この要素は行動力や情熱的な要素を表現し、太陽の力と結びついています。夏季と関連づけて考えます。

《土の特性》

土は安定と支持を示します。この要素は物事の基盤や安定性を象徴し、現実的な側面を表現します。夏季から秋季にかけて関連づけて考えます。

《金の特性》

金は変化と収斂を表します。この要素は知恵と洞察、変化に対応する適応能力を示します。秋季と関連づけて考えます。

《水の特性》

水は流れと変容を象徴します。この要素は感情、知恵、柔軟性、そして人生の流れを表現します。冬期と関連づけて考えます。

これらの相互関係性を、私たちの生活や体に置き換えて考えることができます。

あなたが生活する中で、暴飲暴食、不規則な生活、肉体的過労など物質的に負担がかかる場合と、精神的に目に見えない環境での負担を感じることがあった場合、内臓に負担がかかります。それも1カ所だけに負担がかかるのではなく、アクセル（相生そうせい）とブレーキ（相剋そうこく）の役割を同時に持ちながら関係のある臓器を補ったり、弱めたりしながらバランスを取っています。

自覚のないストレスが深刻なワケ

飲み過ぎると「肝臓に負担がかかる」ことはよく知られていますが、感情が内臓のはたらきを左右していることは多く、長期的な精神的ストレスなどによってダメージを受けることもあります。

例えば、痛みや不調が出た場合に一時的にお薬だけの治療をするのではなく、関係性から読み解くことができます。今現れた不調が今すぐの原因から起こっているとは限らないのです。

例えば、1か月前の精神状態や食生活が原因のこともあります。身体は過去の情報を記憶していますので「感じないように」していても負担はかかっていますし、イライラ・不安・我慢などの強いストレスは他で発散させて、解消しているように見えても身体は正直なので認識のない水面下で反応して潜在的にストレスがあり続けている場合があるのです。

感じていないストレスのほうが深刻というのは、自覚のないストレスが慢性的に負担となり体に影響を及ぼすからなのです。

根本的なストレスは原因ときちんと向き合い解消しなければ解決しません。一時的に幸福感はあっても、現実に戻されたときにまた更にストレスを抱えます。

例えば食欲で満たせば体を壊し、自分の意志に反して頑張りすぎると心も崩壊してしまいます。

連鎖を止めるには身体の症状のもう1歩奥にある悩みや苦しみを解決しなければいけません。

第8章　意識

1　トラウマ解消

トラウマからくる思考の癖

内臓や筋肉、骨格を整えても、肉体の内外に存在している「気」の循環で健康な体づくりをしても、なぜか、体調が改善しない場合や一時的によくなるものの、すぐに不調な状態に戻ってしまうケースがあります。

その原因は、心にあると考えます。「幸せになる思考」がなければ、どこかで精神と肉体のねじれができて健康に近づくことができません。同じ出来事でも何も動じることなく影響が全くない人もいれば、胸がザワつき動悸が止まらなくなる人もいます。その違いは性格というより「トラウマ」などその人の経験と捉え方や受け取り方の違いです。

記憶というものは厄介で、何層にも重なっており、本人が記憶しているものがすべてではありません。本人が自覚のないトラウマや生活環境、経験により様々な「当たり前」があり、ほとんどの場合そこに違和感はありません。さらに、問題なのは、本人の自覚のある更に奥深く潜在意識にしまってある過去のトラウマを解消しなければ現実は変わらないのです。

つまり、本人が自覚のあるトラウマや想像のできる表層の悩みにいくらアプローチをしてもその悩みや不調を解決することができないのです。それはほとんどの場合、無意識を認識することが難しいため正解が何かわからないからなのではないでしょうか。

自分の思考パターンを分析する

まず自分がどのようなパターンの思考癖を持っているか、型を知り過去の情報に振り回されないようにしていかなければなりません。人が行動を起こすときは、何かに挑戦したい、新しい出会いや仕事が欲しいなど前向きな欲が生まれたときの期待でわくわくしているときと、失う、なくなるなど不安や恐怖からそわそわして落ち着かない、動かずにはいられないときに分けられます。

同じ「行動」でも、スタートがどちらかで結果は全く違うものになり、不安スタートの場合はそこから抜け出さない限り、一瞬は満たされて安心できたとしてもまた不安にかられる、同じような出来事がパターン化され繰り返し訪れます。

自分にとって善か悪かではなく、同じパターンを繰り返しているということです。外側の世界で同じパターンが起こるということは「同じ型」を持っているということで、いつも上手くいく人といかない人で差が出てしまうのは「型」があるからです。

過去の情報をリセットする

あなたが今何かに悩み、苦しみ、そこから抜け出したいと思うのであれば、一度今までのパターンを見直して偏った「思考癖」がないか確認をしてみましょう。

過去の「感情」と「経験」は常にセットになって脳にインプットされていることが多く、例えば仕事で次々成約を取るような営業マンは「断られても次は可能性がある」と次何をするべきかという思考を持っていますが、うまくいかない営業マンは「断られたから次もダメかな」「自分には無理だ」というようなできない思考の癖を持っています。

「成約が取れない」という悩みについて、「過去」の情報からいつでも同じ結果と決めつけ「今」をしっかりと見ていません。もちろん本人にはそのつもりはないかもしれませんが、間違いなく過去の経験から思考パターンがつくられています。目の前にいるお客様は同じ人ではありませんし、自分も前回よりいい提案ができるかもしれません。このように、今を生きているようで実は過去を生きている人は非常に多く、まだ起こってもいない未来の不安や悩みをひたすら考えてしまう人もいます。これらの思考は、「今」ではなく、過去か未来へ思考がワープしてしまっていることにお気づきいただけたでしょうか？　では、なぜ、このように同じパターンが繰り返されるのかというと「気づくため」です。それは、「魂の成長」のために必要な気づきなので、気づかないと何回も形を変えて自分の目の前にやってくるのです。また、このパターンだな、と感じた経験はないでしょうか。そのときに、この前は○○したから、今回は○○にしてみよう。と、よかった部分と改善が必要な点に気づき行動を変えていくことが大切です。こうして、魂は自らの成長のために何度もチャンスを与えてくれます。その問題を解決し、新しいことへ挑戦し拡大し続けることを望み、より高次の幸せを受け取るように気づきを与えているのです。

三つ子の魂１００まで

意識のブロック解消

例

●かけっこで転び怪我をしてしまい、さらにお友達に笑われてしまった

●大好きなおもちゃで遊んでいたらお母さんに取り上げられた

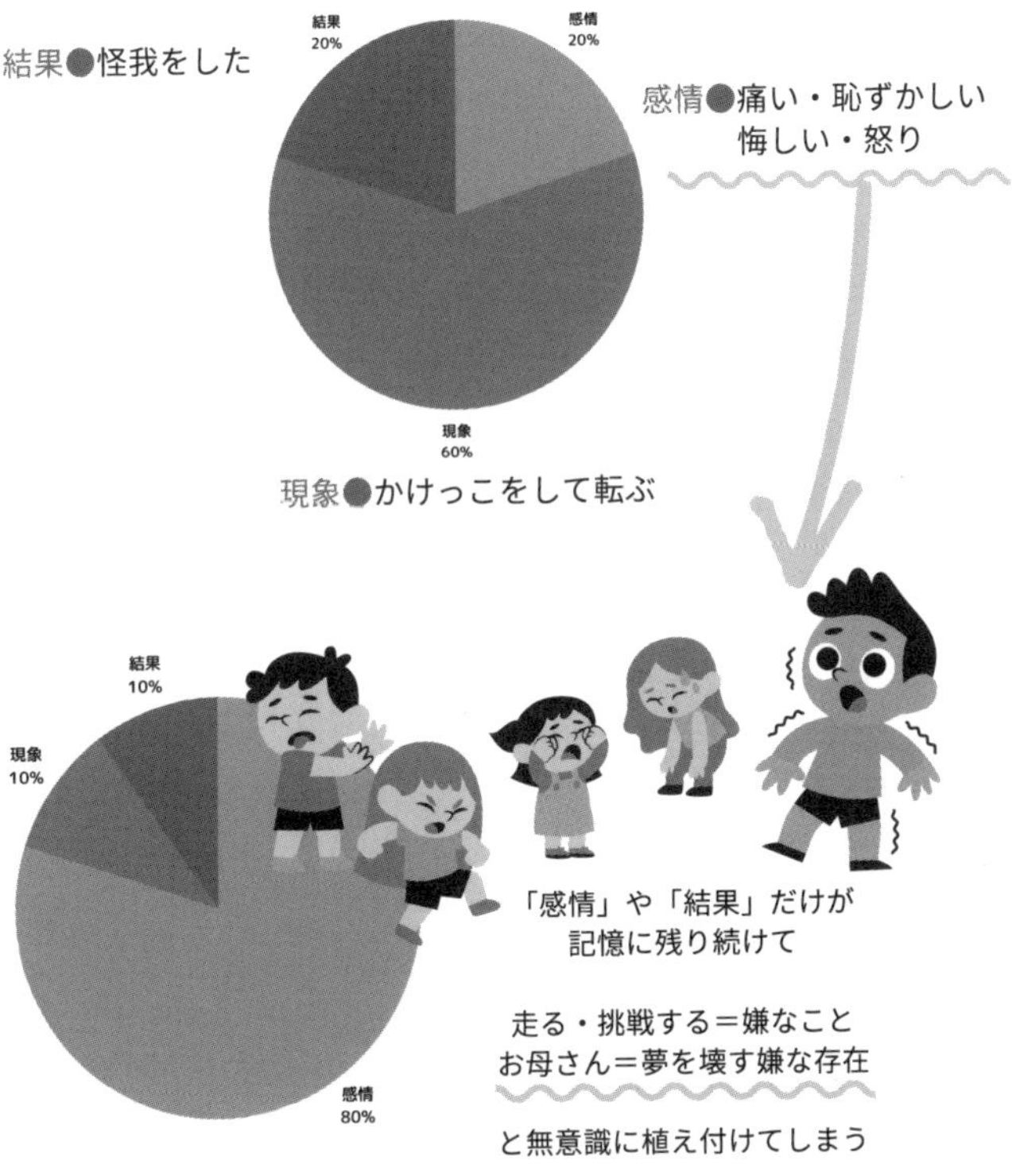

鏡の法則を利用し自分の癖をみつける方法

悩みや不満があって努力はしていても、一向に現状が変わらない場合には、自分の内面ではなく外側に理由を探してみてください。上司や部下が悪い、条件が悪いなど周りの責任にして愚痴を言いながらも、心のどこかで、変わりたくない、今の環境でいたいという願いが叶っているパターンもあります。

しかしそうではなく、本気で現状を変えたいのに変えられない場合は理由が違うかもしれません。外側の世界は自分の「思考癖」と「選択」で出来上がったものです。どんな状況でもあなたは「選べる」状況にあるけれど「自分で選んでいない」と思っているから外側へ責任を追及したくなるのです。

どうしても変わらない場合は、自分の自覚していない過去の情報で振り回されている可能性もありますので、トラウマ解消セッションやヒーリングをおすすめします。

過去の自分を癒すことで、意識の前提が変わり世の中の見え方が変わります。世界が違うように見えるのです。現実を無理やり「努力や我慢」で動かすよりも、むしろ簡単で現実的かもしれません。※1回のヒーリング効果には個人差があります。

視点を切り替え、今を生きる

現実を変えるには、出来事や悩みを一方向だけでなく、反対側や違う角度から見るための俯瞰的なものの見方を養うことが重要になります。例えば意地悪をしてくる人があなたのことが「嫌い」

という思考でみている場合は、すべてがあなたの感情に触れますが、あなたを「好き」だったとしたら？　という今までとは真逆の考え方や、もし別の人だったらどう考えるか？　など一度視点を変えてみると、もしかしたら今まで思いもつかなかった新しい視点と行動を見つけられるかもしれません。

あなたにとって不都合な事件が起きても、これが何かのお知らせやサインだったとしたら、人生で考えると「気づきを与えてくれたプラスの出来事」に変わります。

いつまでも過去の型にとらわれ同じ感情を持ち続けることは過去を生きていることと同じです。そこから脱出して今を生きてみませんか？

今を生きて、限りある自分を精一杯楽しんでみませんか？

これから人生を好転させていきましょう。

本当に望んでいることしか叶わない

例えば、ダイエットをしたくても痩せない、誘惑に負けてしまう人のパターンは、痩せたいと思っても「食べる」「面倒」「我慢が辛い」のような悩みが生まれ誘惑に負けてしまいます。または、自分の意思で食べることを選択しているかもしれません。

もし、本気で痩せたいのであれば「痩せるための行動」を優先にするはずです。本当に望んでいることと、心の底から望んでいることなのか、軽い思いつきで始めるのか。動機の違いで結果が大きく変わります。

なぜ痩せたいのか理由と目的が明確になりスイッチが入ったら、我慢する気持ちよりも痩せることが楽しくなり、同じように面倒なことがあっても目標達成まで続けることができるはずです。辛いことは続きません。楽しみがあり目標があるからこそ頑張れるものです。

原動力は何ですか？

他にも痩せない理由やダイエットが続かない理由があります。それは、痩せないといけない「～ねばならない」という思考です。「～ねばならない」と思っている人にとっては苦痛で、本来望んでいないことをさせられているので、一向に現実が変わりません。

ではなぜ「～ねばならない」の状態になっているのでしょうか。それは、他者に認められたい、愛されたい、痩せていないと服が似合わない、他者に負ける、などの脅迫感が動機になっているかもしれません。

確かに痩せてモテることで幸せを感じる瞬間もあるかもしれませんが、自分の内側では「痩せてなくても愛されたい」という本能が動いているので幸福度は下がります。

過去を生きないようにするには、こうして過去の情報や深い欲求を自分で自覚し、冷静に正確に思考で処理してトラウマを解消していかなければなりません。誰にでもトラウマはありますし、トラウマであることにも気づけず苦しむ場合も多くあります。満たされなかった過去の感情を今でも埋め続けたり、これまで信じてきた信念を現実で見せられ自分との答え合わせとして自ら再確認させられるような場合もあります。

自分自身の過去を受け入れ、受け止められるのは自分だけです。他人に幸せの舵を任せていては被害者意識を脱出することはできません。自分の幸せは自分で掴みましょう。自分の道を歩き出すと「今」が見えてきます。今を生きることが大きな1歩となります。すぐに悩みがなくなるわけではないかもしれません。時間のかかることもあります。

しかし、他人軸から脱却することが人生において重要なターニングポイントとなるのです。。

今ある「幸せ」に目を向ける

余計な感情を整理し「今」に集中できるようになると、今ある問題と向き合いやすくなります。過去の出来事は過去に戻って変えることはできません。

気持ちの上で整理をしながら今ある「課題」や今ある「幸せ」に目を向けていきましょう。

魂の成長を自ら妨げないで「今」を生きると決めてみてください。

過去の情報は、チャクラでいうと1〜3になります。生きることへの「不安・恐怖」などの生存本能が脅かされている記憶が残っていると、ものや人など物質的なものへ執着し外側に「安心」を求めてしまいます。自分の人生をスタートできるようになるには第3チャクラの自分を受け入れるということをクリアしなければいけません。

自分を癒し、赦し、受け入れ、心のブレーキが外れストンと腑に落ちると、不思議と内側から「安心」が生まれ、ありのままの自分を愛せるようになります。ずっと本当の自分の姿を愛したかった、受け入れたかったという実感が湧くと魂からの涙が止まらなくなることもあります。

しっかり受けとめられると自分を心の底から信じ、与えられるより与えるほうに喜びを感じ、他者からの優しさも受取りやすくなります。

2 右脳／左脳

右脳と左脳のバランス

生活をする上で「考える力」がないと生きていけませんが、そういった思考とは別に、心臓の鼓動や脳の指令が意識していないところで動き出す脳の仕組みもあります。右脳と左脳の働きはそれぞれ違い、片方だけ使って日常を過ごすことはありませんが、どちらかが過剰に働く場合はあります。普段あなたはどちらを多く使っているように感じますか？　または、どちらかが極端に苦手だなと思うことはありますか？

人は生まれてほぼ「右脳」で生きていて、嫌だったら泣き、嬉しければ笑い、言葉の数を覚えて、人の感情を察知していく感覚が冴えると「左脳」が発達しはじめます。

文字を覚えるのは「右脳」ですが、文字を並べて意味を定めるのは「左脳」です。本を読んでリアルに情景を描ける人は右脳が強く、理論を淡々と説明できる人は左脳が強くなります。どちらかに偏りすぎず、バランスを保ち交互に使いこなす人は脳・感情・思考をフル活用し表現できるため、社会では能力が高く評価されます。

右脳は子どもの長所をそのまま維持しているので発想が大胆で、広い視点から課題を解決しようとしますが、逆に言えば幼稚すぎる一面や非現実的になりすぎてしまいます。左脳が強い人は常に大人の考え方や年齢、社会性などを考えながら計算することができますが、いきすぎると頭が固く応用が利かない場合もあります。

【右脳のはたらき】
感覚的、直感的、総合判断力が高い、楽天家、マイペース、自分が好き
【左脳のはたらき】
分析的、理論的に優れ、言語力、計算機能が高い
真面目、几帳面、努力家

あなたはどちらのタイプ？

さて、あなたは左脳と右脳どちらのはたらきが得意だと思いますか？　左脳タイプの人は右脳タイプの人が苦手、右脳タイプの人は左脳タイプの人が苦手と感じることが多いようです。客観的にみると、自分にない物を持っている人とも言えます。自分の苦手を助けてくれる人かもしれません。

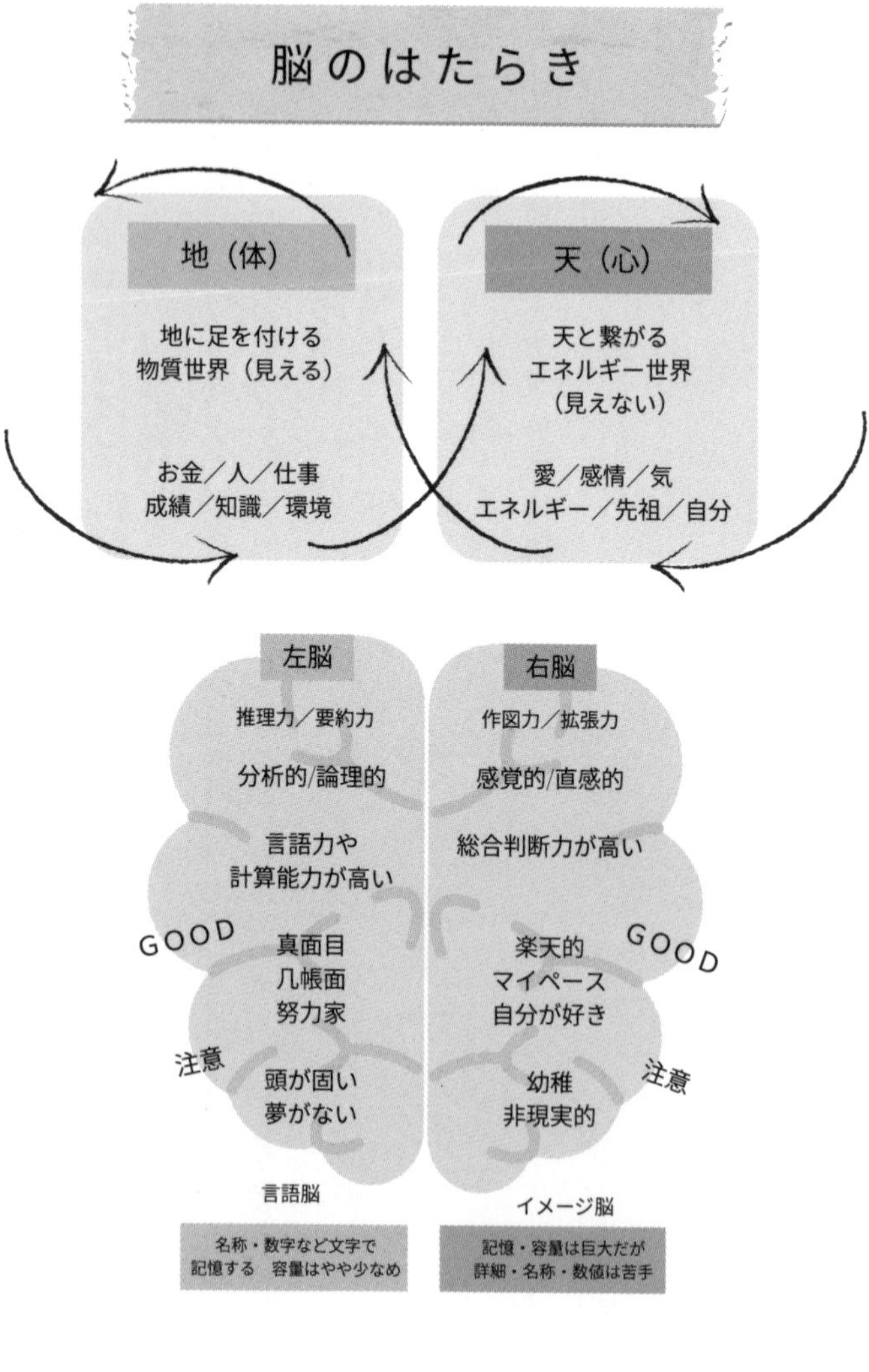
脳のはたらき
地（体）
地に足を付ける
物質世界（見える）
お金／人／仕事
成績／知識／環境
天（心）
天と繋がる
エネルギー世界
（見えない）
愛／感情／気
エネルギー／先祖／自分
左脳
推理力／要約力
分析的/論理的
言語力や
計算能力が高い
GOOD
真面目
几帳面
努力家
注意
頭が固い
夢がない
言語脳
名称・数字など文字で
記憶する　容量はやや少なめ
右脳
作図力／拡張力
感覚的/直感的
総合判断力が高い
GOOD
楽天的
マイペース
自分が好き
注意
幼稚
非現実的
イメージ脳
記憶・容量は巨大だが
詳細・名称・数値は苦手

脳も疲れている

幸体学では右脳と左脳をバランスよく使うことを意識しながら、脳の中庸状態を目指しています。右脳左脳は、チャクラの階層を横にしてみると同じ段階になっていて、右脳で察知し左脳で分析し、右脳の感情に委ね左脳で決断するような動きをしています。これはエネルギーを高める場合の「気」のつくり方、「天人合一」等エネルギーの統合や循環と同じであり、他にも、悩み解決の際に当てはめ応用することができる「８の字」を描くサイクルです。

※８の字の中心が４チャクラとつながる「心眼」と関係性があると考えることができます。

私たちが普段、内面外面が不調和を起こしているときはこのバランスが崩れていて、本来望む生き方ができない、言いたいことが言えないなどの悶々とした状態となります。自分では気づかない程度の右脳の感覚で捉えたものは、左脳で消されて「なかったこと」として処理されると、魂レベルでは嫌がっていても認識することができないのでストレスとして蓄積されていきます。

そして、限界がくると治癒力が低下し、ニキビや吹き出物、蕁麻疹、頭痛、痛みなどの「症状」となってようやく不調のサインを出します。しかし、ここで気づける場合と気づけない場合があるので、症状が出た場合には注意して観察してみてください。

本能とは自分の意志で認知している場合と、なんだかよくわからないけど欲求が生まれるものがあり、前世からの魂の望みが残る場合もあります。その魂の本能に気づくには、普段から五感を使って自然とともに命が循環していることを感じて、素直に欲求に従い叶えていくことで少しずつわかるものです。

欲求のズレ

例えば、目に見えない「愛情」を本能的には求めているのに、社会的な地位や名誉を求め人に称賛され認められることを「愛情」だと思うようになり、物質の「お金」や「人」で満たされたとしてもなぜか満足することがなく、さらに求めてしまったり本当に欲しいものがわからず麻痺していきます。

本来、埋められないものを抱えたまま次の段階である「物質的なこと」で埋めて達成したとしても、満足を得たはずなのに、なぜか同じような「不安・恐れ」が襲い、また物質を求めるサイクルに陥り本当の望みを見失ってしまいます。

コミュニケーションは誰でも難しい

右脳で捉えている五感を左脳に引継ぎ、言葉にして伝える、身体で表現する、自分のもつ能力で人に伝えていくと、あなたの心と身体は一致し始めます。

幼少期のトラウマで、人に自分の意見を伝えることが怖い人は、第5チャクラである「表現・コミュニケーション」が苦手な傾向があります。

例えば、コミュニケーションができる社交的な人は、なんでも自分のことを言えているのか、口数が少ない人がコミュニケーションが下手なのかといえばそうではなく、自分の心で思ったことを素直に口に出しているかというとそうではないはずです。誰にでも気さくに話しているような人でも自分のこととなると怖くて本心が話せない人が多く、本当は誰とも話したくないと思っているかもしれません。

会話の上手下手や口数、友達の多さは関係なく「自分は自分である」というような自己愛が自己表現力を大胆にし、人を輝かせ惹きつける要因になりますので、アーティストなど人と違うことで一目置かれるような立場の人には、世間一般的な考え方などが当てはまらなかったり、集団行動が苦手としながらも自分を愛し貫いた結果行き着いたところと言えるでしょう。

右脳で感じ取ったことを左脳で処理し、人に伝達していける力が養われると、自分の中で悶々とした気持ちが晴れるのでエネルギーも高まりやすくなります。エネルギーが滞らず循環しだすと「ありのまま」自分を表現することができるようになります。自分を表現することが楽しくなると生きる力「生命力」が高まり、自分の魂の目的を見つけやすくなるので魂の生き方に添いながら軽やかに前進することができるようになります。

自分の心のままに人に伝えると時に人を傷つけてしまいトラブルになる場合もあるでしょう。自分の気持ちを伝えることが苦手な人は特に「直球」で伝えてしまう形になり、そこで傷つけてしまった罪悪感から、さらに人へ自分を解放することを恐れてしまいます。

けれども、恐れてばかりでは人に自分自身を理解してもらうことはできません。理解してもらえないから「察して欲しい」という無意識の行動が生まれ、相手が困るようなことをして気を引きます。子どものいたずらも同じで親を困らせたいのではなく、かまってほしい、察してほしいという気持ちが別の行動に出てしまっているのです。誰でも基本的には人を察することは難しく、友達同士、仕事仲間恋人同志など近くの人はとくに難しいと思っていたほうが賢明です。

だからと言って「家族」が理解しているかと言えばそうでもありません。家族や夫婦、長年一緒にいても考えていることはわからないし、意見が合うことよりもすれ違うことのほうが多いかもしれません。人は皆違うことを前提にして、誰にでも過ちや失敗があり、お互いのズレや違いを埋め伝える「術」は学び続けなければなりません。

そして、自分も成長するように相手も成長しているので、一度、わかり合えた、わかり合えなかったといって、自分の価値観だけで決めつけ人を判断してしまうと、自分の成長も止まってしまいます。人との違いに気づき、全く違う性質を認め合うことで人は成長し「自分は自分」という根をはり、やっと地に足をつけることができるのだと思います。

3　才能とお金

永遠のテーマ

人は1人では生きていけないからこそ、人間関係が必要で、人間社会で生きていくためにはお金が必要です。だからこそ永遠のテーマになるのが「お金・仕事・人間関係」です。自分がどれだけのお金があればどんな生活があって幸せになれるのか、一番は自分の心地よさの確認、次にその心地よさを現実にしていくにはどの程度のお金が必要になるのか。次にお金をどのように稼いでいくのか、何の仕事をして、誰に依頼し誰から受け取るのか、そういった現実的なことに向き合う必要があります。

「こんな未来があったらいいなぁ」「こんなことができたらいいな」と思うことは、ほとんどがあなたの魂からのメッセージです。あなたにできないことは想像がつかないし、描けないようになっています。これまでに見たもの、景色、経験や知識などからイメージして見えたあなたが望む未来と、未来からの自分であるハイヤーセルフからのメッセージとが重なったときに「心地よく」感じたり、道が開けて、その方向へ進みたくなります。

あなたが「こうなりたい」と思っても、それが誰かとの比較や称賛のためである場合、居心地のよさは感じないものです。自分の望む器（収入）はどれくらいなのか、自分の内側と一致させていくことが大切です。そして「幸せ」はすでに「ある」ことに気づくことが重要です。その「ある」認識が大切で、ある幸せに目を向けるから幸せや豊かさを増やしていくことができるのです。多くの人が望むキラキラした世界が自分にとって幸せかどうかをもう一度考えてみてください。今感じた「小さな幸せ」の延長線上にあなたの望む未来があるのではないでしょうか。

お金もエネルギーというように、私たちもエネルギーそのものです。エネルギーということは、周波数で引き合うということです。自分が大切にしている信念や夢中になれることを見つけることで、自分の才能を活かしながら、人やお金とのつながりが広がっていくのではないでしょうか。

価値をお金に変える

では「自分の望む未来をどう近づけていくか」

「こうなりたい、あんなことがしてみたい」という現実的でないことばかりや空想だけ、感じるだけでは実質生活は成り立ちません。お金は自分の才能能力を誰かに引き換えたとき、価値を提供し受け取っていただいた際に発生するものであって、何かを世の中に与えていかなければいけません。

空想が得意な右脳に加えて、自分に見合ったものを現実社会で手に入れるには「何が必要なのか」「いくらかかるのか」そういった計算、左脳思考を行き来させ両輪回していくことが必要になります。本能で感じ取った右脳の感情部分を、左脳で変換していく努力は永遠に必要で学びです。

そして次に自分と相手、世の中との比較をしていきます。得意や性質の違いを把握することが大切です。その違いこそがキャッシュポイントになります。

今、既に持っているスキルを活かす

自分に得意不得意があるように、あなたの周りにいる誰かにも得意不得意があります。自分ができることを必要としてくれる人がいたら、それを交換することで収入となります。その道である程度生計を立てていくためには努力や学び、場合によっては「覚悟」や「試練」が必要になります。そして、継続することも必要だと思います。

私自身も、気功整体師を20年以上続けてきました。私の場合は、仕事という側面もありますが、「気功」を仕事とプライベートに分けて考えることがありません。私の理想とするあり方なので『自分の生き方』そのものという感覚があります。呼吸をするのと同じように、いつも「気」のことを考えています。

あなたの得意は何ですか?

あなたが得意なことや不得意なことをもう一度整理してみましょう。あなたがお金を払ってお願いしたいことはどんなことでしょうか。その逆で、あなたがお金をいただいてできそうなことは何でしょうか。仕事として挑戦してみたいことはありますか?

イメージができることは現実になります。きっとあなたがお金をいただいてできることです。そのままイメージを膨らませていき、連想ゲームのように、お客様とのやり取りをリアルに想像してみてください。より具体的にするために言葉にして書き出してみてください。

そして、その言葉にあなたの想いやビジョンをのせて発信してみてください。そうすることで、はじめて人の目につき、耳に入りあなたを見つけてくれます。あなたが誰かに「探してもらう」のを待つのではなく、あなたが自ら輝き、その光りを強く輝かせていくことを魂は望んでいます。

実生活に必要な「お金」「規則・ルール・モラル」と自分の五感が感じ取ることを微調整しながら両輪を上手く回すことであなたの才能は発揮され開花していきます。

4 潜在意識と顕在意識

自由な感情、自由な発想

あなたが今現実として見ている世界はすべて自分で生み出したものです。

どんなに「こんなもの私が生み出したものではない」と思っていても、深い心理の中では自分がそれを望んでいることになります。あなたがこれまでいいも悪いも「思い込んできた想念の塊が現実」です。あなたが「そうである」と信じてきていることが現実になっているとすると、あなたの中には何があるでしょうか？

環境に恵まれないから不幸だ。夢がない。毎日がつまらない。なんだかモヤモヤする。思い通りの収入がないから、周りの人と同じような状況になれないから幸せでないなど、あなたの中にある「こうならないと幸せでない」というジャッジが多くあるとあなたは幸せに近づくことが難しくなるでしょう。

どんなときでもどんな場面でも、あなたの「感情」だけは自由で、あなたの1秒先の幸せになる扉の鍵を持っているのもあなた自身です。誰かがあなたの扉を知っていても鍵を選び出し開錠して進みだすことはできません。鍵を開け進むことができるのは自分だけです。

あなたには「自由になる」感情の選択があるにも関わらず、「負の感情を選択肢として選びあなたの人生をつくり上げています。目の前の現実はあなた自身が創り出しています。あなたがどんな状況であれ、どんな場面であれ、あなたの感情さえ「よい」と判断すればよい方向へ未来が動き出し「悪い」と捉えれば未来がどんどん夢から遠ざかります。

無意識が現実を見せている

あなたが想像した通りの未来を無限に描けるとしたら、あなたはどんな未来を描きますか？　今あなたが望んだ未来と現状のあなたは何が違うでしょうか。あなたはその未来に近づくための考えや行動をしていますか？

あなたが例えば年収５００万円で「年収1億円になりたい」と思った場合、同じ生活習慣では叶えられないはずです。あなたの中に眠った「習慣」は無意識が決めています。その無意識が現実を牛耳っているのです。今ある環境は、あなたの願い通りの現実を引き寄せているのです。もう、既に願いは叶っているのです。つまり、無意識のあなたが何を願っているか認識することが大切です。

あなたが自覚している意識の顕在意識は、約5％～10％、自覚できていない無意識の潜在意識は約90％～95％とされています。「これをやるぞ」と思っても行動ができなかったり、思考が停止する場合には、無意識のところでは、やりたくない、必要ないと感じているために、行動はせずに「やらなくていい現実」を選択し、創り出しています。

やらなくていい現実とは、あなたが自分自身で大きな夢に挑戦しなくていいような、障害をつくるということです。例えば「周囲の反対」「体の不調」などで、あなたがそれを理由にして「先に進まない」ことを選ぶようにすることです。

不思議な現象で、そんなはずはないと思いたくもなりますが、無意識とはそれほどまでに自分がわからないレベルで自分を守ろうとしたり、ブロックを持っていたりして自分で気づくことは難しいのです。

叶えたい夢はありますか?

夢があるのに「前に進めない・進まない」理由は何ですか?

逆に、どんなことがあってもあなたが前に進みたい理由はなんですか?

それを現実にしたい理由はなんですか? あなたが環境のせいで夢が叶わないとしても、同じ状況やもっと悪い環境でありながら叶えてしまう人もいます。その差は思考と感情の選び方の差です。

あなたは「自分軸」で生きていますか?

自分の幸せの責任は自分にあって、1秒先の幸せな感情を選ぶことは自分にしかできません。だからといってすべてのことを「ポジティブ」に受け止めている人が素晴らしいのではなく「ネガティブ」な出来事から学び成長することも多々あります。自己成長という自分目線から出来事を分析すると必要なときに必要なタイミングで出会いや別れがあり、変化していることに気がつきます。きっと必要だったんだ、今気づく必要があったのだ、と物事の捉え方が前向きに変化していきます。

嘘のような本当の話

自分の経験してきたこと、親に言われてきたことなどが知らず知らずのうちに潜在意識の中にどんどんインプットされていき奥深くにストックされていきます。一度記憶した「情報」を書き換えることは難しく、自分には価値がないという思い込みや、コンプレックスなどで悩む時間が多ければ多いほど、自分が世の中に貢献できることなんてないと思ってしまいそれを現実にしていきます。

自分の当たり前や思い込みを一度疑ってみるという発想がないと気づくことは難しいです。まずは、自分が周りから言われるマイナスの言葉を拾いやすいのか、プラスの言葉を拾いやすいのか、客観的に自己分析をしてみてください。このパターンに気がつくとあなたの脳に刻まれる「潜在意識領域」が変化しはじめます。

あなたは今からでもいつからでも気づいたときから変わることができます。

あなたの思考が肉体を動かし「現実」を創り出しています。あなたはこれからの人生をどのように歩んでいきたいですか？　どんな未来にしたいですか？　自分の当たり前を変えていきましょう。

5　無意識を認識する

無意識を癒すヒーリング

「無意識」を認識することは、かなり難しい高度なスキルだと思います。

私自身も無意識領域へのアプローチは最近習得したばかりなので、まだ学びの途中です。ただ、私自身もここまで影響していたとは想像以上だったので驚きました。それくらい重要なのです。

私自身も、前世やトラウマの問題を抱えており、向き合ってきました。

何度も有料セッションを受けてきましたし、たくさんの先生方に導いていただきました。そして、最近特に大きな転機となる2人の先生と出会いました。「チャネリングが天才的な先生」と、「ヒーリングが天才的な先生」と。私にとって衝撃的な出会いとなりました。

お2人のセッションを受けたのですが、その先生が、〝無意識領域〟にアクセスし癒すことができる先生だったのです。

自分の本質とつながる体験

自分では記憶のない記憶。

自分ではアクセスすることができない記憶。

なのに、自分の行動を決定づけている記憶。

私が自分で癒すことができなかった、今まで眠っていた「感情」を目覚めさせ癒していただきました。そして、自分の本質とつながることができました。正直なことを言うと、最初からお2人に出会っていたら40年以上悩まなくてよかったんじゃないかと思うほど、深い深い傷が癒されました。

そして、心境の変化はもちろんのこと、現実として見える世界、起こる現象が変わり始めました。

今までの恐怖やブレーキがなくなったのです。

他力も必要

どんなに、優秀な先生でもメンターがいたり、学びを続け成長し続けていると思います。逆に、優秀な先生だからこそ、自分の未熟な部分をそのままにせず、次々課題を見つけ出し学び続けるのかもしれません。このことは誰にでも当てはまり、自分のことを知ることは難しく、信頼のできる先生や友人、家族がいると心強いと思います。

置き去りの心を救うことが最優先

表面的に整えることができても、心の奥底の「闇」を癒さなければ、無理に明るくしたり、取り繕うことを頑張らなければなりません。心の声が限界だと叫んでいても、自分には届きません。とても苦しいことです。

外に価値を探し、心が癒されることなく頑張り続けると、体も心の疲弊してしまいます。どうか、自分を癒すことに目を向けてみてください。自分を攻撃するのをやめてください。外に答えを探し、誰かに認めてもらうのではなく、お金や物質的なことで価値を置き換えるのではなく、自分の心を癒していきましょう。心のつらさが鏡となり、現実に映し出されています。現実は「結果」です。心のあり方が最初にあって、心が現実を創り出しているとイメージしてみてください。

今は、つながらなくても大丈夫です。もちろんお金も大切ですし、外との関わりや物質的な価値をないがしろにする意味ではありません。少しだけ優先順位を変えてみてほしいのです。

6 意識の変化

「意識」を意識する

意識の変化を認識するためには、「意識」を意識することから始めます。

自分の意識を客観的に見ることを意図してください。自分と意識が一緒に在る状態では気づくことができません。また、意識が分離することとも違います。自分を観察するようなイメージで、自分をさらに上から俯瞰してみるような感覚でもよいかもしれません。

意識をトレーニングする

私の場合は、「気功」による意識のトレーニングをしてきました。

『三調』⇩「調身」「調息」「調心」が基本となります。

調身〜身・姿勢を調える（ととのえる）
調息〜息・呼吸を調える
調心〜心・精神を調える

これらは、それぞれも大切だし、３つのバランスも大切です。

どれか1つが足りなくても、強すぎてもバランスを崩してしまいます。

これは、感覚をトレーニングし、感覚を養うことでもあります。

感覚というものは、そのものすべてが真実です。

自分で体験し、自分で体得するからこそ、体や心に変化が現れます。

最初はイメージだけでも大丈夫です。しかし、想像や妄想とは違い、意図することが大切です。

感覚が暴走することなく、自分でコントロールすることを意識してください。

私は、このやり方で、意識の変化を観察しながら意識の使い方を練習してきました。

意識の変化に気がつくようになると、外の情報に惑わされることも少なくなります。

情報は自分に必要か不必要か見極めていかないと、すぐに情報過多になり溢れてしまいます。

たまには、「見ざる・聞かざる・言わざる」で、情報を遮断し、自分の心と向き合う時間を取ることで社会と自分との距離感や、自分の体と心を整えることが容易になると思います。

7　意識の活用方法

実践編

三調である「調身」「調息」「調心」について具体的に実践してみましょう。

3つの養生呼吸法をご紹介します。

【内養功】①冷えが気になる方にオススメは呼吸法→陽気UP
吸う（2～5秒）→止める（2～5秒）→吐く（5～10秒）

②のぼせ、睡眠のお悩み改善にオススメな呼吸法→陰気UP
吸う（2～5秒）→吐く（2～5秒）→止める（2～5秒）

③気の巡りがよくなり活力がアップする呼吸法→陰陽両気UP
吸う（2～5秒）→止める（2～5秒）→吸う（2～5秒）→吐く（5～10秒）

※①と②ができるようになったら③をやってください
※元気になるので睡眠前は避けてください

呼吸法を練習するときは、リラックスできる環境や、服装を選んでください。

調身・調息・調心を思い出しながら、心と体を落ち着かせてから呼吸法を行ってください。

毎日呼吸法を続けることで健康への意識が高まります。

実際に気の巡りや意識の変化を感じやすいと思います。ぜひ続けて健康的な生活習慣を身につけてください。

第9章

悟り

1　悟りとは

悟りとは意識

私自身の感覚として、「悟り」には、５段階あると認識しています。

悟りとは、感覚であり意識の状態を顕しています。感覚を比べることはできないので、私が感じている「悟り」についてお話したいと思います。

「悟る」とは、疑問に思っていたことが解決し腑に落ちたとき、すべてを知り納得している状態、または、突然鋭く閃いたときに体得する場合もあると思います。この悟りの状態を言葉で表現すると「幸せ」という状態なのかもしれません。「既にあるもので満たされている」「不足のない状態」だと思いました。物質的なことを追求すると「幸せ」はお金と比例しそうですが、残念ながらお金だけでは心まで満たすことはできません。

私は、子どものころ、お金に裕福な家庭ではなかったため、欲しいものを買えなかったし、ケーキも年２回誕生日とクリスマスを楽しみにしているような子どもでした。しかし、子どものころのほうが幸福度が高かったように思い、そこに違和感を感じていました。なぜ、不自由だった子どものころは幸せを感じていて、大人になって心が貧しくなってしまったのか。自分で働くようになり、好きな洋服を買い、外食にも行けるし、旅行にも行けるようになりました。それでも、なぜか、子どものころの幸福度を超えることがなく、それどころか、欲しいものや行きたい場所が増え、お金、時間、体力、心すべてが苦しくなっていきました。そこで気がつきました。大人になると誰もオッケーをくれないので、自分で「幸せ」というルールを決めないと迷子になるのです。ゴールが見えないまま漠然と過ごしてしまい、どういう状態であっても満足することができなくなっていくのです。

思考がモンスター化して、暴走が始まります。どんどん欲が膨らんでいくと、ますます幸せが見えなくなり不満が増えていきます。そうなる前に、ふとした瞬間の、何気ない幸せに目をむけ、幸せを実感できる心の余裕を取り戻す必要があるのではないかと思いました。そのためには、「幸せ探し」をして、幸せを見つけるトレーニングが必要なのではないかと思ったのです。

「ありがとう」を習慣にする

それから、私は、「ありがとう」に変換する癖をつけました。嫌なことがあっても、腹の立つことがあっても、「ありがとう」に置き換えると、不思議と感謝できる側面を見つけることができるようになりました。同じ現象の中に、腹の立つ部分と、感謝の部分が必ずあり、どちらを優先に見ているかで現実への影響が大きく違うことがわかりました。その自分の思考を客観的に見る癖が必要だと気づき、その見ている視点が「意識」なのではないかと思いました。意識とは、勝手に芽生えるものではなく、トレーニングをしないと「意識」を認識することができないことを感じました。

2　意識のしくみ

意識を認識する

なぜ、自分を認識することができないのか考えてみました。それは、潜在意識にあるトラウマが原因で「自分」と「思考」の間にフィルターのようなものが何層も存在し、自分とつながる前に、過去の記憶とつながってしまうのではないか。と考えました。

そこで、過去のトラウマをリーディングし、原因を探してみることにしました。

すると、次々と原因が見えてきました。それは、一言でトラウマと表現するには難しく、胎児からの記憶、両親からの記憶、そしてそのもっと前のご先祖様からつながり受け継いでいる記憶、過去世の記憶まで。その1つひとつを区別できるようになるまでに10年以上かかりました。

そして、その負のスパイラルとなっている原因をどのようにしたら解消できるのか。そのための解決方法を見つけることが、次の課題となりました。

過去につながるエネルギー

自分が覚えている『嫌なこと』はある程度、発散する方法があると思います。しかし、辛い出来事は記憶から消しています。つまり、本人が思い出すことが難しく、認識することができません。

トラウマは人に話すことで、かなり解消されます。

このように解消方法がある場合はいいですが、記憶にあるのに人に話せない悩みもあり、この場合は自分の中で抱え込んでしまうため深刻なのではないかと思います。深刻な悩みこそ解決方法が必要です。しかし、深刻な悩みほど解決方法がありません。そこにトラウマ解消の問題点があると思いました。

さらに、記憶のないまたは記憶を消した『トラウマ』もあり、その深いトラウマを癒すために、リーディングによるトラウマ解消セッションを始めることにしました。

トラウマの原因

トラウマをリーディングすると、ほとんどの方が、1歳のころにトラウマがあります。そのトラウマによる経験で獲得した思考パターンが原因となり、次のトラウマ、さらに次のトラウマへとつながっていきます。相手も年齢も違うため全く違う原因現象と思いがちですが、実はつながっています。

1歳のころは親に対するトラウマ、小学生は先生や友達に対するトラウマもでてきます。中学生以降のトラウマも、ほとんどが1歳のトラウマが原因となっています。これが『三つ子の魂百まで』の由来なのかなと思いました。3歳までに何らかを悟っている人がほとんどです。そして、その決定した自分ルールを変えることがとても難しいのです。自分にとってプラスになっている場合はいいですが、マイナスとなっている場合にはそのルールを書き換え上書きしないと、そのパターンは何回も繰り返されてしまいます。
そのしくみに気がついたとき、これは大変なことだと思いました。

意識のしくみ

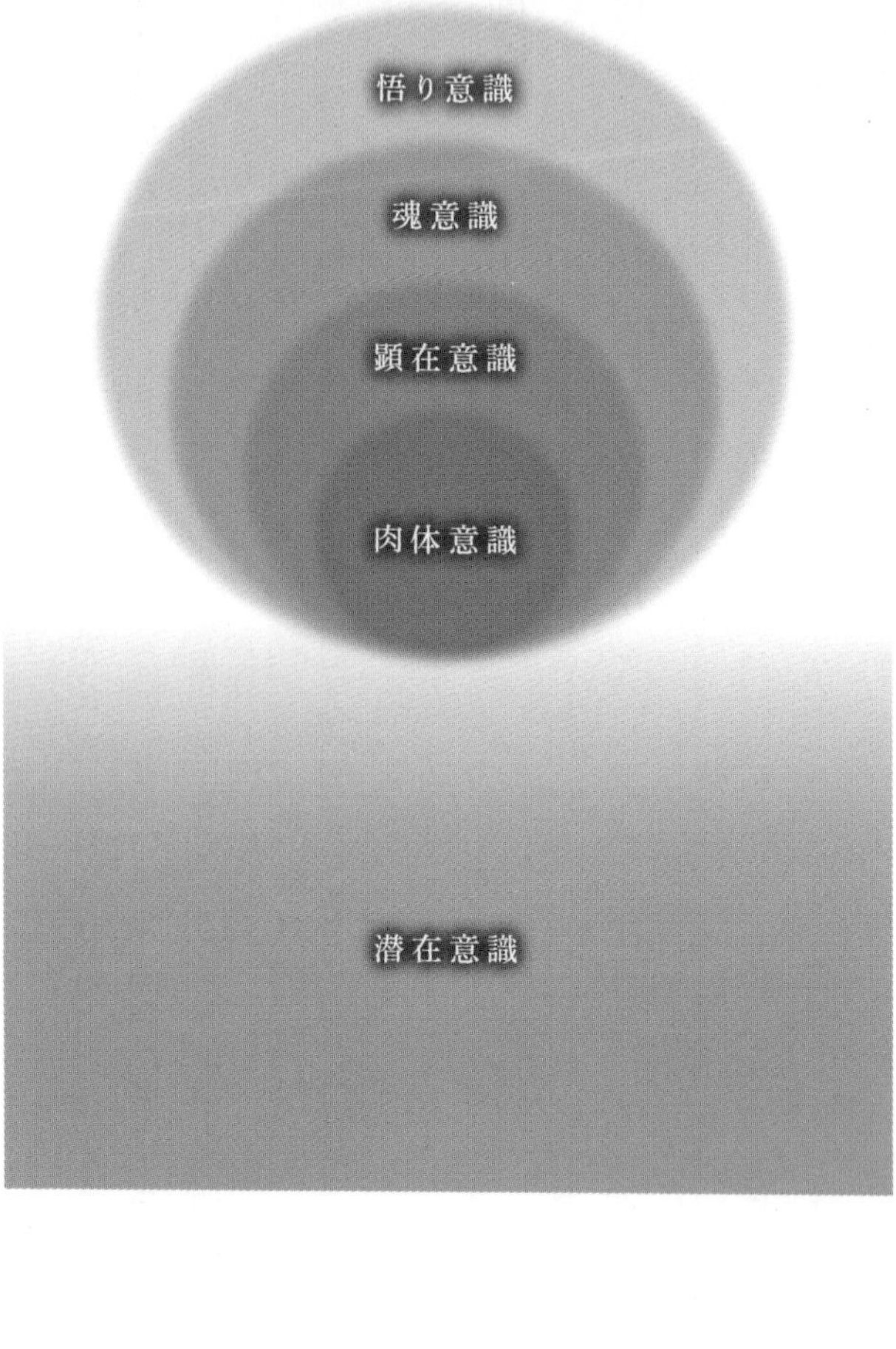

3　意識のつながり

3つのステップ

自分を感じるための意識を開通させるためには、まず、準備が必要です。最初に道をつくる。そして、その道にエネルギーを通す。そして、行動する。この3つのステップが必要です。

①　道をつくる
②　エネルギーを通す
③　行動する

シンプルですが難しいプロセスです。

「道をつくる」とは、点と点をつなぎ道を「開通」させることですが、まず、その発想がないかもしれません。

私自身も、初めは開通を意図することは理解しましたが、実際にどのようにしたら開通するのか、その具体的な方法がわかりませんでした。そして、その方法に辿り着いたのが、「気功」でした。

意識のコントロールを鍛錬することで、道をつくり、エネルギーを通すことができるようになりました。正直なところ、誰にでも簡単にできるようになります！　とは言えません。

正しくトレーニングをすれば誰でもできるようになりますが、その方法をどこで誰から習うのかが大切な気がします。実際に、気功整体においても、この3つのステップを応用しています。

気功整体

気功整体は、経絡を調整します。経穴（ツボ）は361個あると言われていて、左右対の経穴もあり、全身には約700個もの経穴が存在しています。それらの経穴と経穴をつないだ道を経絡といい、エネルギーである「気」が流れています。

その「気」の流れが滞ると不調を感じるとされています。気の流れをみて、滞っている場所は気を通し、不足している場所は気を補い、流れを阻害している寒邪や湿邪がある場合には、これらの邪気を排泄する瀉法（しゃほう）を使います。

気が巡れば血が巡るともいわれ、全身の血液循環にも密接に関係しています。このような観点から、気功整体は全身を整えることができます。

この場合、道は経絡、エネルギーを通すのは気功整体の手技、行動はお客様自身が自分の身体の変化を実感し認識することです。道は経絡の他にも、筋肉や骨格、内臓など応用がききます。

例えば、悟りを開いた人が、自分の目の前に道が開けた。と表現することがあります。その感覚が意識の開通であり、自分がこれから進む道が見えるのです。

明るく眩しい未来を想像したくなりますが、とてもシンプルで穏やかな状態となります。

意識の繋がり

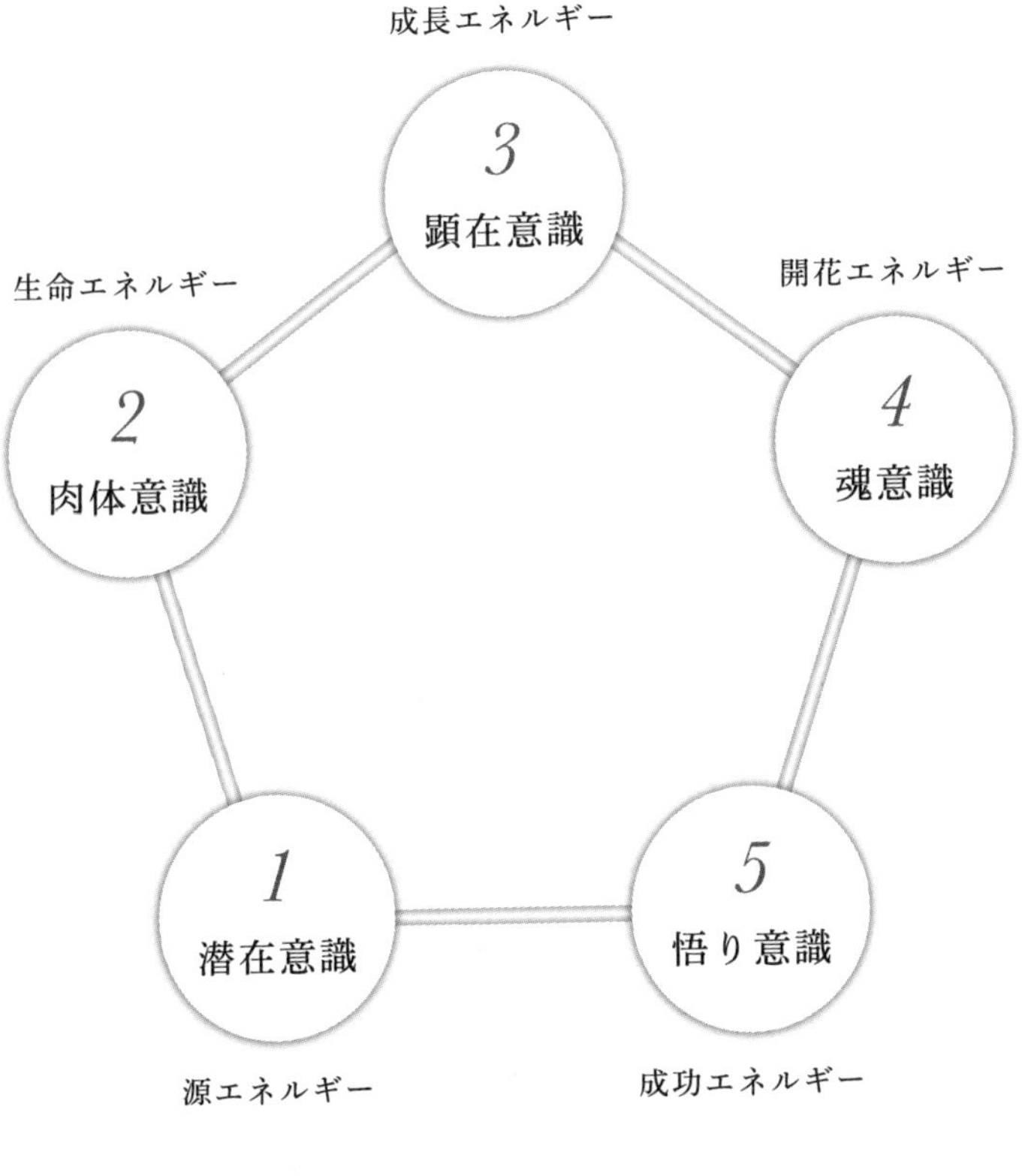
成長エネルギー
3
顕在意識
生命エネルギー
開花エネルギー
2
肉体意識
4
魂意識
1
潜在意識
5
悟り意識
源エネルギー
成功エネルギー

5つの意識

これは、意識が開通する順番です。

私の経験上、潜在意識↓肉体意識↓顕在意識↓魂意識↓悟り意識の順番が通りやすいと感じています。1つひとつの意識と丁寧に向き合きあい認識することで、次の意識のドアが開くイメージです。自分の得意な意識から始めても構いませんが、相性関係の自然循環を意識した場合にはどの意識も大切で、1つも切り離すことはできません。

すべてをコンプリートすることですべてがつながり、意識が循環し始めると考えています。

① 潜在意識
② 肉体意識
③ 顕在意識
④ 魂意識
⑤ 悟り意識

4　五臓と感情

相生関係をエネルギー的に理解する

意識をつなげるために、まずは、陰陽五行であった「相生関係」をエネルギー的に理解する必要があります。木・火・土・金・水を分けて考えるのではなく、どれも切り離すことができないもので、すべてが循環しながら成り立っていることを理解する必要があります。どこか1つでも停止すると、それはすべての活動に影響が現れます。お互いに影響し合い、助け合っているからです。

ここでは、意識を感情に置き換えて例えています。木・火・土・金・水それぞれに意識があると仮定します。そして、そのそれぞれに感情があるとします。

木　↓　肝　↓　怒り
火　↓　心　↓　喜び
土　↓　脾　↓　気持ち
金　↓　肺　↓　悲しみ
水　↓　腎　↓　不安・恐怖

ここで、注意が必要なことは、相性関係でみるときに、

例）怒りがあるから喜びが生まれるという解釈ではなく、怒りは「肝」のエネルギー不足や疲れがあることを推察し、「脾」の働きを抑制する、と解釈することができます。

五臓のバランスをみる

五臓のバランスをみます。5つのエネルギーのバランスが重要で、どれか1つが強すぎても弱すぎてもバランスを崩すことになります。

肝にストレスがかかり過ぎれば、怒りのエネルギーが強くなります。

心にストレスがかかり過ぎれば、喜びのエネルギーが弱くなります。心が疲れると目が笑わなくなりますよね。この場合は、注意が必要です。

脾が弱くなれば、思い悩み同じことをグルグルと考えてしまいます。解決の糸口を見つけることができなかったり、優柔不断となる傾向があります。

肺は冷えに弱く冷たい空気を吸うことは肺に負担がかかります。呼吸が浅くなることも原因の1つです。その場合、悲しさや虚しさを感じやすくなります。秋に寂しさを感じる人は注意が必要です。

腎は驚きや恐怖の影響を受けやすいです。逆に腎が弱くなることで不安感や恐怖心が強くなり、孤独を感じるまでになると注意が必要です。冬に気分が落ち込む場合には足湯をしたり、腰や足を冷やさないように温める工夫をして、腎を養生するとよいでしょう。

これらのことを参考にしながら、五臓を整えることの大切さと養生法を知っていただき、日々のセルフケアに取り入れていただけると嬉しいです。

さらに、五臓と感情のつながりを理解することで、五臓からのサインを読み取り、感情を分析することで普段の何気ない疲れを早期に発見し養生することができます。

又、別の見方として、「肝」は成長エネルギー、「心」は開花エネルギー、「脾」は成功エネルギー、「肺」は源エネルギー、「腎」は生命エネルギーの性質や役割を持っていると考えています。

五臓と感情

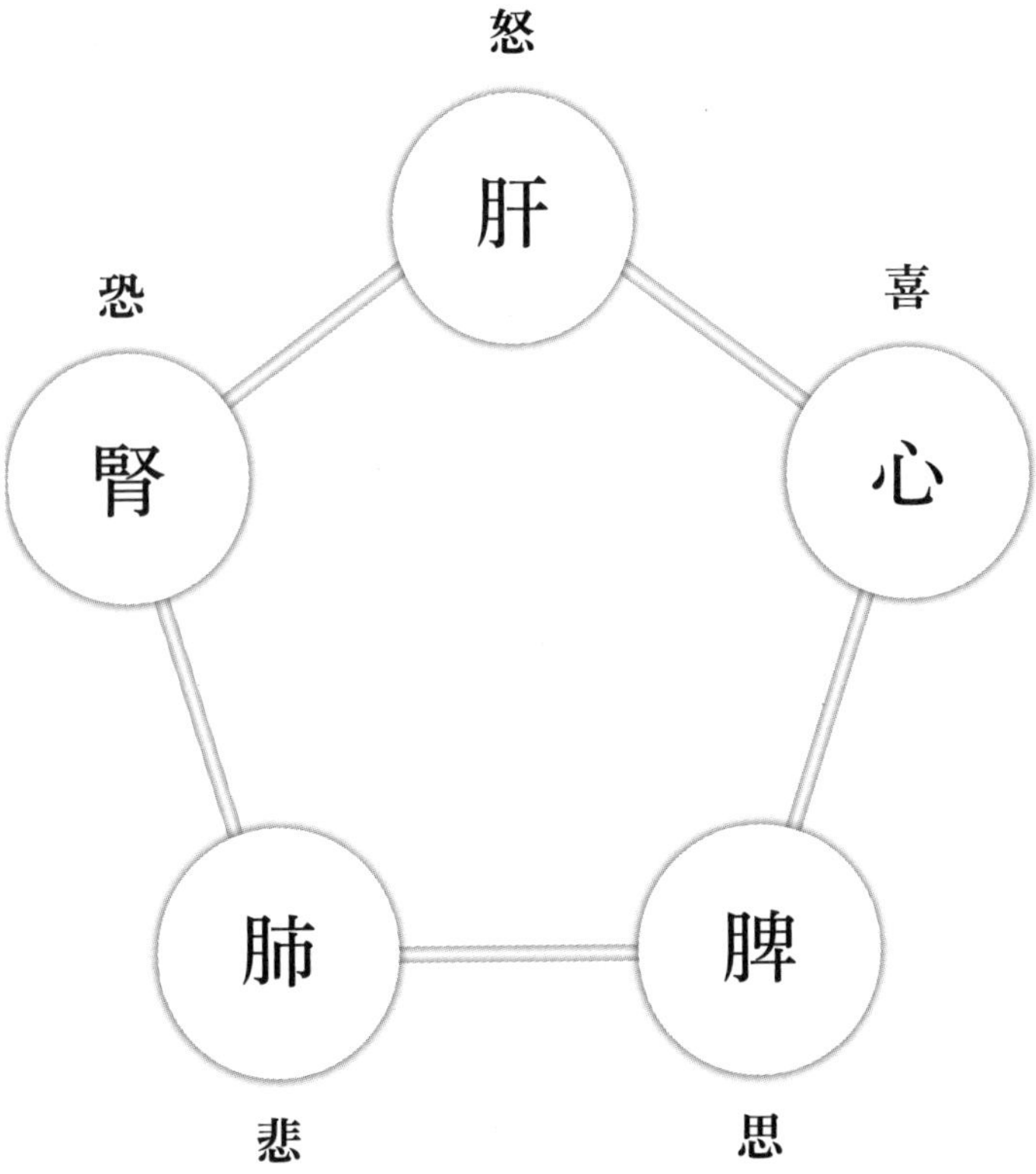

5　意識と感情

安心が心の火種

「安心」は、どこから生まれてくるのか。頭で安心と思っても現実とのズレがあると、安心を感じることができません。安心を感じることは、ある意味では永遠のテーマなのかなと思います。1つひとつ、不安や恐怖、怒り、孤独と向き合いながら、その悩みが1つずつ安心に変わっていくように思います。

そのためには癒すことが大切です。「癒す」とはとても意味深く、癒すことで心が解放されます。心はストレスをかけて癒されることは難しく、スパルタに追い込んでしまうと、さらに心を閉ざしてしまいます。

私も追求することが好きなので、深く心を追い込み心を閉ざしてしまいました。それは、自分で自覚がありませんでした。ずっと頑張り続け、自分が不足している部分を見ては、自分の鍛錬が足りないから、と思っていました。

確かに、足りないところもありますが、「ある」部分をみること、受け入れることができませんでした。その原因が、不安や恐怖が原動力になっていたからだとわかりました。安心が増えると、少しずつ、自分の価値に気がつき始めました。価値を否定するのではなく、あると素直に受け入れることができるようになったのです。

これは、安心がなければ感じることができませんでした。全く知らない世界でした。このことは、自分の見える世界が１８０度反転したかのような衝撃を受けました。何かをするから、何かができるからではなくて、すでに「ある」ことに気がついたからです。

このことを皆さんにも感じて欲しいです。もうすでにあります。なので探し続けないでください。まずは、自分の中の才能に目を向けてみてください。必ずあります。そして、安心を増やしていきましょう。

そうすることで、必ず見える世界が変わっていきます。その延長線上に、平和→幸せ→喜びを感じる心が育っていきます。そして、すべてある《悟り》の意識に到達するのだと思います。

不安や恐怖は外へ外へ答えを探し続けます。苦しければ苦しいほど、外へ向かうスピードも強さも増していきます。しかし、外に求める理由は自分との答え合わせなので、自分の中にある答えを外に探しているだけです。自己一致するまで探し続けるのです。学びも同じです。ピンとくる直感は自分の中から浮かび、その具体的な内容や方法を外に探します。じつは、その方法もやり方も自分の中に答えがあるのです。それなのに、自信がないとその方法そのものに疑いや不安を抱くので外に確認したくなるのです。自己一致している人は、自分の直感を信頼しています。すぐに決断し行動するのでスピードが速いです。ただ、この感覚は過去の経験からなのか、欲なのか、心の声なのかによって結果が大きく変わってしまいます。自分に振り回されることなく直感を磨いていきましょう。

意識と感情

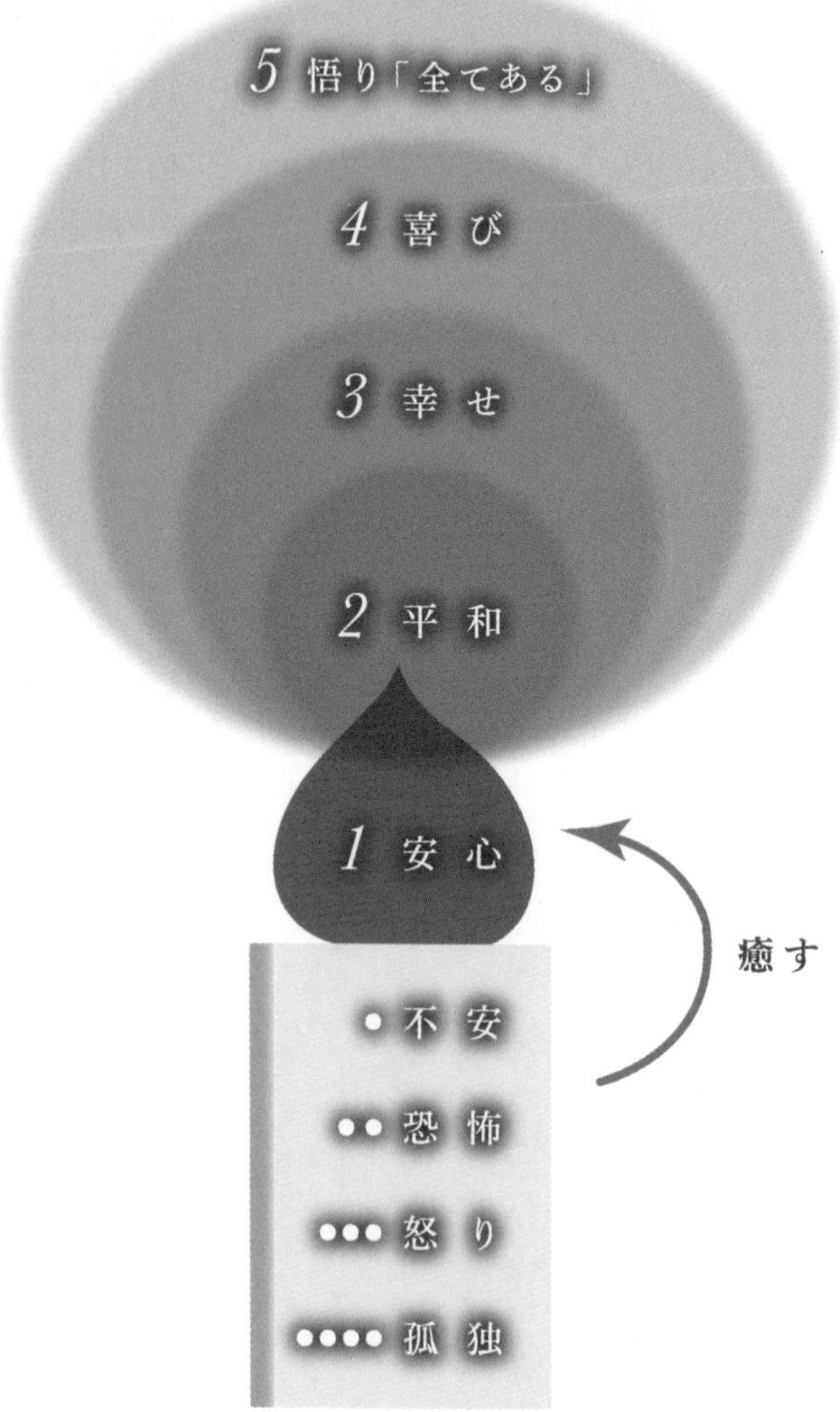
5 悟り「全てある」
4 喜び
3 幸せ
2 平和
1 安心
癒す
• 不安
•• 恐怖
••• 怒り
•••• 孤独

６　意識のトレーニング

意識をトレーニングしてみよう

順番は次の通りです。内容については、自分に合うものを取り入れて応用してください。

＜私の場合の例＞

①　潜在意識　↓　心を癒す
トラウマを解消する、気持ちを発散する、好きなことをする
心の乱れないことをする、自分の気持ちに素直になる
ヒーリングを受ける、自然に触れる、美味しいものを食べる
動物と遊ぶ、旅行へ行く、好きな人と過ごす、香りを楽しむ
パワーストーン、オラクルカード、心の声をきく、心が喜ぶことをする　他

②　肉体意識　↓　体を整える
ストレッチをする、ゆっくりお風呂に入る、サプリメントで栄養を補う
栄養のバランスを考えた食事をする、太陽や月、自然のエネルギーを採気する、

自然な場所で深呼吸をする、衣食住を見直す、環境を整える
体の声をきく、体が喜ぶことをする　他

③　顕在意識　↓　動功
気功～筋肉・骨格を動かす、全身を整える
※意識と運動を組み合わせる
その他、整体やヨガ、体幹トレーニングなどもＯＫ

④　魂意識　↓　静功
気功～呼吸法、瞑想、タントウ功
内臓やエネルギーを強くする
※集中力、意識のコントロールが強くなる

∞　統合意識　↓　天人合一
気功～自然と一体になる意識
人間社会のルールや常識を一旦忘れて
自然の循環を感じ、自分も自然の一部であると感じる意識

⑤　悟り意識　→　本当の自分

自分を認識する意識

一旦、ルールや常識から離れることで、自分の本音や本質的な自分が見えてくる。自分の中にある答えに気づき、既にあるモノや意識に目を向ける。

癒すことで自分が目覚める

「安心」が大切な理由は、安心を感じることがまず最初の悟りとも言えるからです。

人は必ず悩みを抱えています。不安や恐怖の中でいくら心を穏やかに瞑想をしても落ち着くことはできません。雑念や煩悩をを消し去ろうとすると、「考えないようにする」という意識がそこにあり、雑念や煩悩に周波数を合わせながら、「消す」という思考を使っていることになります。

これでは、いつまでたっても心が穏やかになることはないでしょう。心を癒すことで自然と雑念は減ります。普段、思考が休むことなく動いている人でも、思考が止まったような感覚を得ることができます。それこそが心が平安な状態。２つ目の悟りです。悟りは体験で得られるものです。

３つ目の悟りは、安心が増えることで今ある幸せに気づくときです。

そうしてやっと４つ目の悟りである「喜び」という感情が自分の中から湧きおこります。

喜びを身体全身、全細胞で感じ味わうことで、５つ目の悟りである「全てある」ことに気がつくのです。幸せを外に探すのではなく既にあることに気がつくのです。

意識のトレーニング方法

5 悟り意識

∞ 統合意識 → 天人合一

4 魂意識 → 静功

3 顕在意識 → 動功

2 肉体意識 → 体を整える

1 潜在意識 → 心を癒す

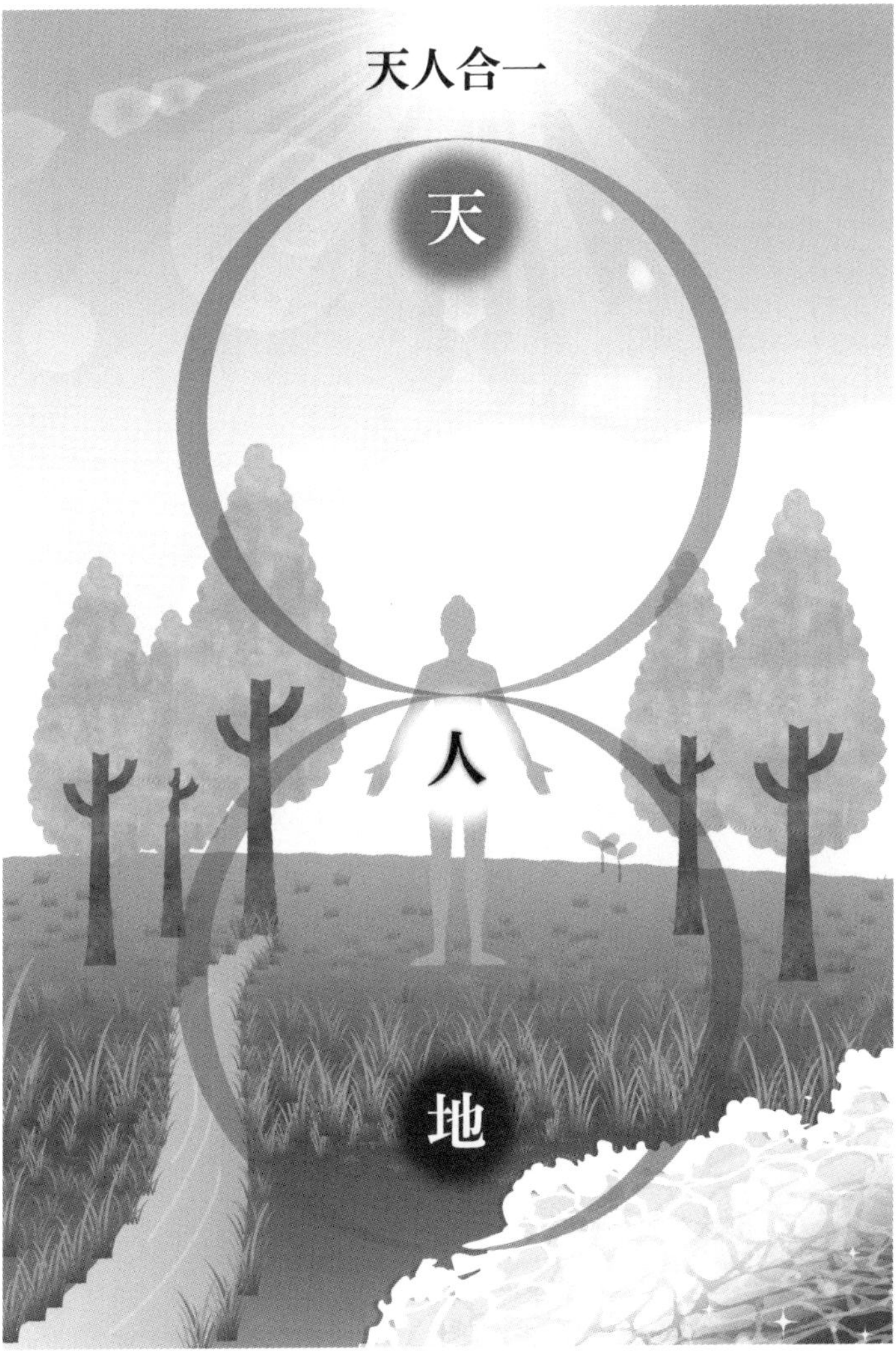
天人合一
天
人
地

7　本質の自分

本質の自分とは

幸体学では、「本質の自分」とつながることを大切にしています。それは、私自身が自分を知るまでに時間がかかったからです。今まで、どうしたら人が幸せを感じることができるのか。どうしたら病気が治るのかを真剣に考え向き合ってきました。

その中で、「自分がある」人と自分を忘れてしまっている人がいることがわかりました。自分を忘れていると、自分との答え合わせができません。それは、とても重要なことで、ゴール設定が自分軸ではなくて、知らず知らずのうちに他人軸になっているので注意が必要です。

他人軸はほとんどの場合、違和感がなく、他人軸を自分軸と思い込んで疑わないため、自分で気がつくことが難しいです。少しでも違和感を感じていればそれはストレスと感じているはずなので、その違和感となっている理由、自分とのズレをどう対処するかを考えることができます。

しかし、どうすることもできない場合や、違和感と感じることなく他人軸を突き進んでしまうと、心身のどこかに不調が現れてしまいます。それは、心や体からのメッセージなので「SOSのサイン」なのですが、この時点で気がつくことは難しいのではないでしょうか。もし、気がついていたとしても仕事を変える、環境を変える、自分を変えるといった風に、何かを変えることは難しいので、頑張り続けている人がほとんどだと思います。

自分と向き合う

自分と向き合うことの難しさは、たくさんの方のセッションをしていて毎回思うことです。自分が正しいと思うことや自分が今までしてきたことを否定されると、人はとても嫌な気持ちになります。こちらが否定したつもりがなくても、結果的に否定と変わらない、または否定と受け取ってしまうと、その誤解を説明することはできません。

そこで、リーディングとは何かを知っていただき、私の意見や経験からではなく、お客様自身の潜在意識や無意識領域からのメッセージをお伝えする方法であり手段であることを理解していただくことで、自分との向き合いであることと、何が問題なのかをお伝えしやすくなりました。

もう1つ大切なことは、問題を解決するとか、問題を追求するのではなくて、癒しが大切ということです。潜在意識を癒し、無意識領域を癒し、過去の記憶を深く深く癒すことで、問題としてきたことが問題ではなかったと気がつきます。そうして、心や思考がクリアになることで、やっと本当の理由、本質的な問題が見えてくるのです。

その問題がわかれば、あとは、さらに癒し、その問題を抱えたときの自分の状況や感情をただただ認識するだけで、意識が変わり現実が変わっていきます。何かをしようとするのではなく、問題を解決するために頑張るのでもなく、「気づく」だけ、認識することが大切なのです。

これは、ある意味、過去の自分が「腑に落ちる」「納得する」ということなのだと思います。過去の自分がそこで時間が止まっている。そのような感覚をお持ちの方もいるのではないでしょうか。その時間がまた動き出すのです。

8　エネルギー調整

エネルギーを整える

私は、エネルギーを整えることを大切にしています。ほとんどの場合、エネルギーは目に見えないかもしれませんが、エネルギーはリアルに存在しているものです。また、そのエネルギーを数値化することができるので、実際にエネルギーが作用し変化したか、していないかもわかります。今では、エネルギーを測定する機器も増えているため、オンラインなど遠隔でエネルギー調整をした場合にもその変化を可視化することができるようになりました。

測定器がなくても、エネルギーが変化すると、体や心も同時に変化するためほとんどの方が変化を実感し驚かれます。それは、小さな変化かもしれませんが、目がスッキリする、視界が広くなる、顔色がよくなる、呼吸が深くなる、体幹がしっかりする、体が柔らかくなる、体調がよくなる、声のトーンが変わる、等様々です。

遠隔で調整する場合は、直接触れるわけではありませんので、想像や錯覚、思い込み等とも誤解されることがありますが、それは、体験をしたことがないからだと思います。体験すると自分の体で変化を感じることができますので、是非エネルギーを知っていただきたいです。

エネルギーに関しては、信じる、信じないとか、詐欺だとか、そういった誤解を招いてしまうことも承知の上です。それは、私自身もずっと悩んできましたし、どうしたら理解してもらえるか20年以上試行錯誤してきました。正直なところ、解決策が見つかったわけではありません。

でも、体験した人は、皆さん、エネルギーを理解してくれます。そして、エネルギーに興味を持ってくれるようになります。その変化が私は嬉しいです。たまに、どの人が本物ですか？　という質問もいただきますが、これらのことを参考にしていただき、ご自身で見極めていただけたらと思います。

また、エネルギーにも合う合わないといった相性があります。私自身もまだまだ未熟ですので、自分のトレーニングを大切にしています。

もう1つ、エネルギーを大切にしている理由があります。それは、意識のつながりのところでお話した3つのステップをイメージだけでなく、リアルにエネルギーを開通させることが重要だからです。言葉で理解するだけでなく、変化することが大切です。知っているだけではリアルが変わりません。そのために、私は、遠隔でもエネルギーが作用し変化するためのトレーニングを続けてきました。そして、実践を繰り返し探求してきました。「知っている」と「できる」は違います。この違いはエネルギーの分野では見えないからこそ重要だと考えています。

本当の自分がやりたいことは何ですか？　自分に当てはめて考えてみましょう。

①　道をつくる

道をつくるためには、ゴール設定が必須です。私自身、ゴールを見つけることに苦戦してきました。それは、自分自身が経験を繰り返し習得しないと、エネルギー調整ができないからです。そのために、できることを1つひとつ増やしていきました。何段階もを経てやっと今のエネルギー調整ができるようになりました。

※現在位置を知ること、そしてゴールまでの道をつなぎ開通させることが大切です。現在位置とゴール、それぞれの点と点をつなぎ道をつくります。

②　エネルギーを通す

道が開通したら、次は、その道にエネルギーを通す必要があります。

0↓1の作業です。道が開通した段階はまだ0の状態です。例えて言うと、胎児の状態です。存在はするけれど、まだ産まれる前の状態です。具現化するためには、その道にエネルギーを通すことが必要です。段取り8分という言葉があるようにとても大切なステップです。

※半端な気持ちでは開通できないため、「本気」が試される時期でもあります。。

③　行動する

納得するまで行動し、腑に落ちるところまで繰り返し行動することが大切です。

第10章　幸体学

1　幸体学とは

幸体学誕生

幸体学は、私が健康と幸せを追求してきたすべてのノウハウをカタチにしたものです。

中医学や気功をベースとしています。日本では中医学や気功に触れる機会が少く、最初は理解が難しいかもしれません。そして数多く書籍はありますが、意味を読み解けない、応用することができないと挫折する方も多いのではないでしょうか。

幸体学は、頭で理解するだけでなく、誰でも実践することができる「健康法」でありたいと思っています。「おばあちゃんの知恵袋」のような身近な健康法として実践していただきたいです。

幸せに生きるために

私が20年以上セッションをしてきて思うことは、『幸せ』をイメージしたゴール設定をしている人がほとんどいない、という現実です。例えば、死について考えたときに、老いを止めることができなくても、病気を予防することはできます。病気になり苦しんで亡くなっていくのか、人生を満了して亡くなっていくのか。どちらがよいでしょうか。

死について質問をすると、そんなに、長生きしなくてもいい、とおっしゃる方もいらっしゃいます。病気が怖くないという方もいらっしゃいます。あなたは、どのようなストーリーが頭の中に浮かびましたか?

私は、病気が怖いです。怖いからずっと、なぜ病気になり、どうしたら治るのかを探してきました。気功と出逢って、一番感動したこと、そして希望が持てたことは、気功師の人は自分の最期のときがわかり、その命を最期の日まで全うするということ。その話を聞いて「死」に対する概念がひっくり返りました。そして、「生きる」ことに目を向けることができるようになりました。

未来の描き方

まずは、漠然としたビジョンで構いません。未来をイメージしてみましょう。どうでしょうか、そのイメージは広がっていくでしょうか。点と点がつながっていくようにイメージができることは現実化しやすいです。逆に、つながらない場合は、現実化しずらいです。そうしてイメージを膨らませていきましょう。

思考が止まる場合には、その原因も考えてみましょう。より明確に鮮明に現実的な未来が見えてきたら、1つひとつ叶っていくはずです。

「創造する」とは、自分で未来を創っていくことです。「なりたくない」という否定的な思いや言い訳、後悔などのように過去に思考を使うのではなく、叶えたいビジョンを真っすぐに、素直にイメージしながら未来に意識を向けてみましょう。未来を描くことを私たちは習ったことがありません。新しい思考回路をつくり出しスタートさせましょう。気がついた今がチャンスです。自分の意志で変えていきましょう。未来を変えられるのは自分なのです。

2　自分の本質を知り幸せになる方法

幸体学を実践してみよう

これまでにお話してきた、「陰陽五行」を応用することで様々な出来事を分析することができます。自分自身のこと、家族との関係性、恋人や友達との関係性なども相性をみることができます。健康や幸せを分析する際にも、仕事を成功させるためにも、起業の準備やオリジナルコンテンツ作成にも応用ができます。

幸体学では、自分の答えを明確にするための陰陽五行を応用した実践ワークがあります。一緒に実践ワークを実施し、自分の「トリセツ」《完全オリジナルマニュアル》を完成させてみましょう。

さらに、深ぼって行くことで、「自分の本質とつながり自分を生きる」ための「幸体学ロードマップ」となります。段階がありますので、まずは、興味のあるテーマを選び、簡単に答えられるところから始めていきましょう。

自分の本質を知り
幸せになる方法

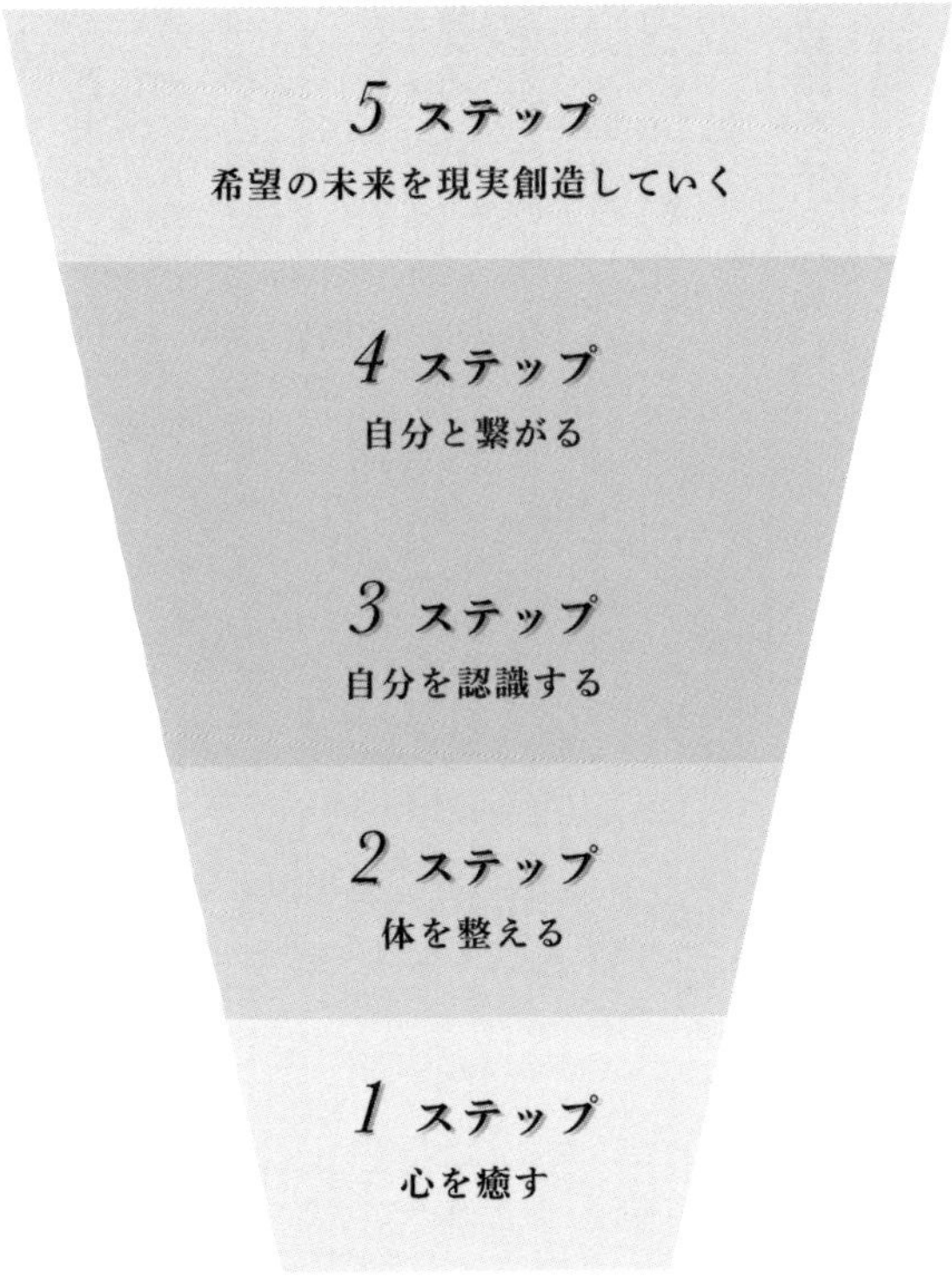

1ステップ：心を癒す

・トラウマはありますか？

・トラウマを癒す方法はありますか？

・どんなときに癒されますか？

・どんなことをしているときに癒されますか？

・自分で癒せないことは何でしょうか？

2ステップ：体を整える

・体を整える方法を知っていますか？

・体を整えるために実践していることは何ですか？

・自分では整えることができないことは何でしょうか？

3ステップ：自分を認識する

・自分の得意なことは何ですか？

・自分の苦手なことは何ですか？

・どんな性格ですか？

・自分の好きなところはどこですか？

・自分の嫌いなところはどこですか？

※ノートなどに書き出してみましょう。

※感情的にならずに、自分を客観的に分析してみましょう。

※苦手を分析することが目的ではありません。

※現状の自分を認識してみましょう。

言葉にすることで、自分が誰かの影響を強く受けてきたことに気がつくかもしれません。環境かもしれません。その場合は、その原因となったことを責めるのではなく、その影響から、自分の思考がどのようにつくられたのか、そして、本当の自分はどうしたかったのか。自分の答えを書き出してみてください。

自分軸で生きることは、とても難しいです。私たちは、色々な情報がある中で、様々な影響を受けて育ってきました。自分の意見が通ることは少なかったのではないでしょうか。自分の答えが間違っていると感じた場合には、自分の答えではなく正解を探すようになります。そのうちに自分の答えがわからなくなります。

そして、褒められたことや成功体験を自分の価値や喜びと思い込み、積み上げていくうちに、疑いを持たなくなります。

自分の意思と決めたことが、実は自分の心を抑え込んでいるものだとしたら？　とても苦しいと思いませんか？　丁寧に自分の心と向き合い、心の声を言葉にしてみてください。

3　4ステップ：自分とつながる

つながる

つながるためには、本当の自分を認識する必要があります。3ステップが書き出せなかった場合は、まだトラウマを癒す必要があるかもしれません。トラウマがあると自分と向き合うことが辛く感じてしまいます。

その場合は、無理をせずに1ステップに戻りもう一度丁寧に自分を癒していきましょう。癒すことが大切なので、急がずにゆっくりと進めていきましょう。

ここでいう「自分」とは、幼いころから社会に適応するために頑張ってきた自分ではなくて、その裏側で我慢したり寂しかった側の蓋をした自分のことです。インナーチャイルドとも言います。

自分の体や心が置き去りになっていた場合には、自分の体や心を感じ始めます。

「体がある」「心がある」この変化を実感できたら「自分とつながった」ということです。

つながるとはどういうことだろう？　自分とは何だろう？　と疑問に思う場合には、まだつながっているとは言えません。

既に自分を感じている場合には5ステップへ進んでください。

4　5ステップ：希望の未来を現実創造していく

現実創造

いよいよ、理想の未来を現実創造していきましょう。

あなたがイメージしたことや願ったことは、どれくらい現実となっているでしょうか。

サクサク叶っている場合には、もう達成しています。

しかし、願ったことと現実が違う場合には、まだ課題が残っています。

もう1つ大切なことは、「本当に叶って欲しいこと」しか現実にならない、という事実です。不安がある場合には叶いません。その不安は潜在意識や無意識領域から現れている場合がほとんどです。その場合には、1ステップの心を癒すところの深掘りが再度必要になります。

私自身も、無意識領域でのマイルールに苦しんできました。理想と現実の違いをどのように埋めていけばいいのか。頭でわかっているのに、現実が変わらない場合には、自分でマイルールを書き換えることは難しいと思います。それは、自分で認識するためのお手伝いが必要だからです。親身になってくれる友人がいる場合や、自分の潜在意識にアクセスできる専門の人を頼ることをおすすめします。

時間的な経過も必要です。意識が開通し行動してから、リアルに現実が変わり始めるまでにタイムラグがあります。そのタイムラグが人によって違うので注意が必要です。平均すると2か月はかかるように感じています。

しかし、タイムラグがほとんどない人もいますし、1年かかる人もいます。これもトレーニングによって時短することが可能ですので、諦めずに現実創造していきましょう。

例えば、食事をして排泄するまでの時間や、ダイエットを始めて結果が出始める時間。野菜の種を植え収穫できるまでの時間。かならず必要な時間と条件があります。

叶えたい未来像によっては、1か月で叶うものもあれば、5年、10年と物理的に時間がかかるものもあるかもしれません。叶わないからといって落胆するのではなく、その違いも見極めていく必要があります。

残念ながら、願えば叶うような簡単なものではありません。しかし、しっかりとステップを踏めば叶えられる現実が増えていきます。まずは小さなステップから叶えていきましょう。

自分が心から願うことが叶うと、その経験が自信となります。達成感が全く違います。大きな夢でなくても、感動や幸せ、感謝の気持ちが芽生えると思います。

自信がないと感じている人は、まだ自分の心が置き去りになっているのだと思います。自分の心を救えるのは自分です。自分の心に触れられるのは自分だけなのです。誰かに手伝ってもらうことはできません。そのことを忘れないで欲しいです。

私も、エネルギー調整や行動サポートはできますが、行動を代行することはできません。自分で行動することで、自分自身の血となり肉となり、経験となっていくのだと思います。その経験が自信となり自分の力で、自分の意思で地に足をつけることができるのではないでしょうか。

自分で積み上げた安心や自信を増やしながらしっかりと地盤を固めていくからこそ、幸せを実感することができるのではないでしょうか。

幸せ体質になるためには、ある意味、しっかりと現実を生きること。自分を整えながら、今を楽しむことが大切だと思います。

5　幸体学実践ワーク

①　問題解決の糸口を見つける

これまでにお話してきた、「陰陽五行」を応用してみましょう。

自分自身のこと、家族との関係性、恋人や友達との関係性や相性等、様々な分析をすることができます。

現状のお悩みや問題を解決し健康や幸せを生きるために活用してみましょう。

②　幸体学ロードマップ

幸体学では、「健康」と「幸せ」を創るための実践ワークがあります。実践ワークに記入をして、自分だけのオリジナルロードマップを完成させてみましょう。

自問自答しながら、さらに深ぼっていくことで、「自分の本質とつながり自分を生きる」ための真髄となる「幸体学ロードマップ」が完成します。まずは、興味のあるテーマを選び、簡単に答えられるところから始めていきましょう。

例えば、あなたが今まで大切にしてきたことや、どうしても叶えたい夢は何ですか？　じつは心のうちにある使命感や熱い想いを秘めていませんか？　人には恥ずかしくて言えないことをあえて言葉にしてみましょう。自分の気持ちを言葉にすることが難しい場合には、全く言葉が浮かんでこないかもしれません。それでも大丈夫です。ゆっくり想像を膨らませながら、自分のストーリーを自由に創造していきましょう。〇〇だったらいいな、とイメージしながら楽しい気持ちで進めていきましょう。

③　幸体学ロードマップを完成させよう

幸体学ロードマップを参考にして、自分のロードマップを完成させましょう

相性関係を思い出してください

木　〜　気は燃えて火を生む　←
火　〜　火は燃えて灰と土が生じる　←
土　〜　土中から金属類を産出する　←
金　〜　金属は表面に水を生じさせる　←
水　〜　水は気を育てる　←

これらのサイクルを応用して、自分に合うものに当てはめていきましょう

木　〜　成長エネルギー

⇩ターニングポイントとなります

- あなたにとって「成長」とはどのような状態をイメージしますか?
- 自分が成長するために必要なことは何でしょうか
- 何をしたことで成長を感じたでしょうか
- これからの成長に必要はことは何でしょうか

火〜開花エネルギー→

⇩成功のための鍵となります

・自分が「開花する」とはどのような状態をイメージしますか？

・自分が得意なことは何ですか？

・人には難しくて、自分には簡単なことや当たり前のことは何でしょうか

・自分が生き生きとしているときは何をしているときでしょうか

・いつも考えていることは何ですか？

・どんなとき、どんなことを考えるときに直感や閃きを感じますか？

土〜成功エネルギー→

⇩成功は決まっています

・あなたにとって「成功」とはどのような状態をイメージしますか？

・本質である自分の夢が叶いました。それはどんな夢ですか？

・夢が叶ったとき、誰がどんな言葉をかけてくれましたか？

・夢が叶ったことで得られたことは何ですか？

・次の目標や課題はありますか？

・夢が叶ったときあなたはどんな気持ちでしたか？

金　～　源エネルギー　←

⇩原動力となるもの

・あなたにとって「原動力」となるものは何ですか？
・あなたが今、大切にしていることは何ですか？
・あなたの本当の目的は何ですか？
・あなたはどんなときに心からの喜びを感じますか？
・あなたはどんなときに悔しいと感じますか？
・子どものころから大切にしているもの、ことは何ですか？

水　～　生命エネルギー　←

⇩生命エネルギーとなるもの

・あなたは「生命エネルギー」を感じますか？
・どんなときに「生きている」実感や喜びを感じますか？
・自分が生きる目的は何ですか？
・どんな生き方やあり方を大切にしていますか？

・時間やお金に関係なくやりたいことは何ですか？
・どんなことに自分の大切な時間を使いたいですか？
・自分の一生をかけて続けたいこと、達成したいことはありますか？

これらの質問に答えながら、自分の内側からの答えを導き書き出してみてください。
実践ワーク①　⇩　一言で表現するロードマップ
実践ワーク②　⇩　さらに深く自己分析しながら言語化するためのロードマップ
※2種類のロードマップがあります。

言葉には魔法のようなとてつもない「力」があります。

自分の心を深掘り、魂ミッションに辿り着くと人は水を得た魚のように「命」が潤い輝き始めます。その光はとても美しいです。

人は自分の中に「光」を持っています。太陽の光が暖かく輝き続けるように、私たちも自分とつながった瞬間から強く輝き始めるのです。

自分の魂は何を望んでいるのか。本当の自分は何がしたいのか。命と真剣に向き合ってみましょう。本当の自分を生きると決めた瞬間、道が照らされます。

幸体学ロードマップ

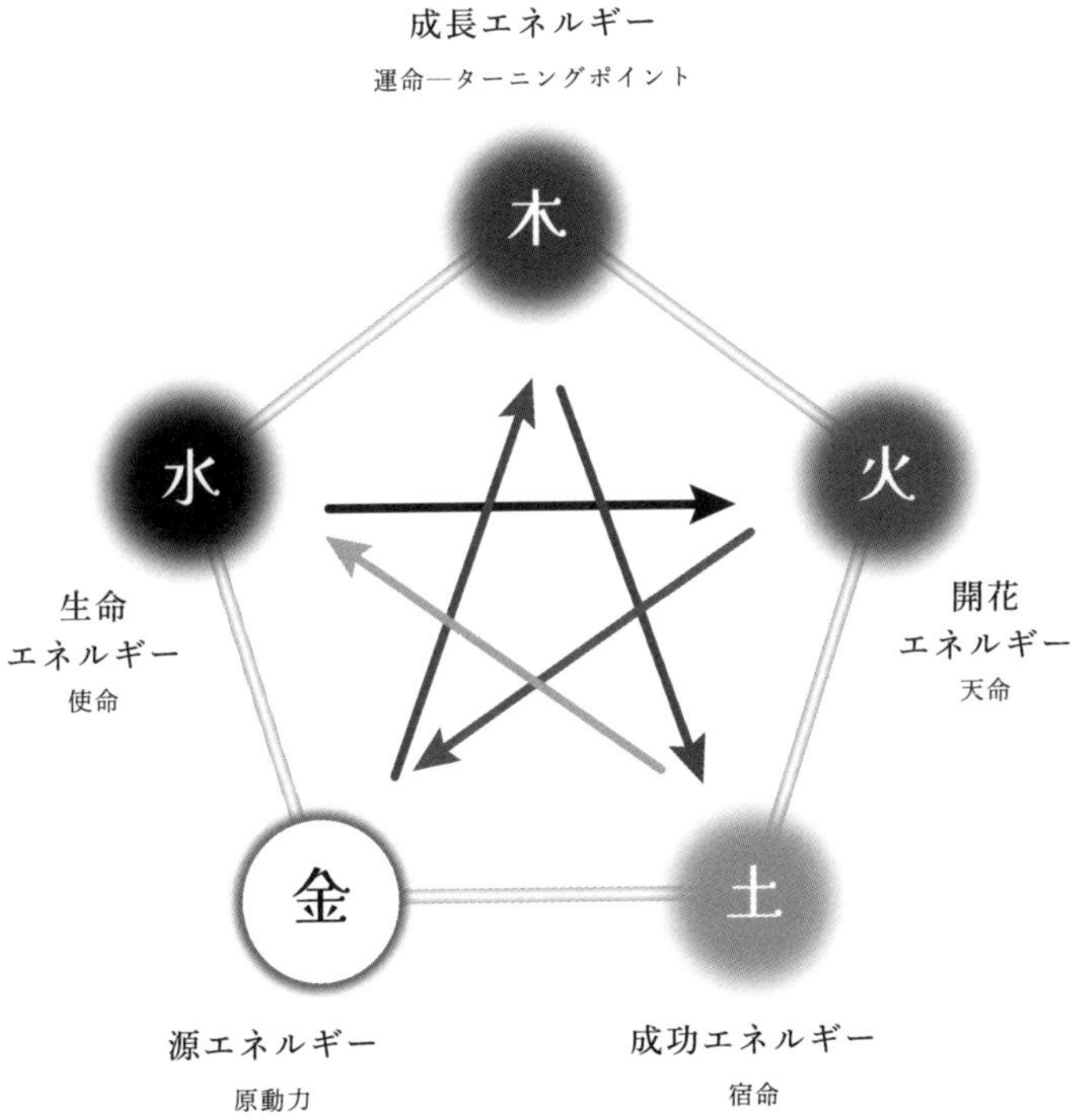
成長エネルギー
運命―ターニングポイント
木
水
火
生命
エネルギー
使命
開花
エネルギー
天命
金
土
源エネルギー
原動力
成功エネルギー
宿命

幸体学ロードマップ
実践ワーク①

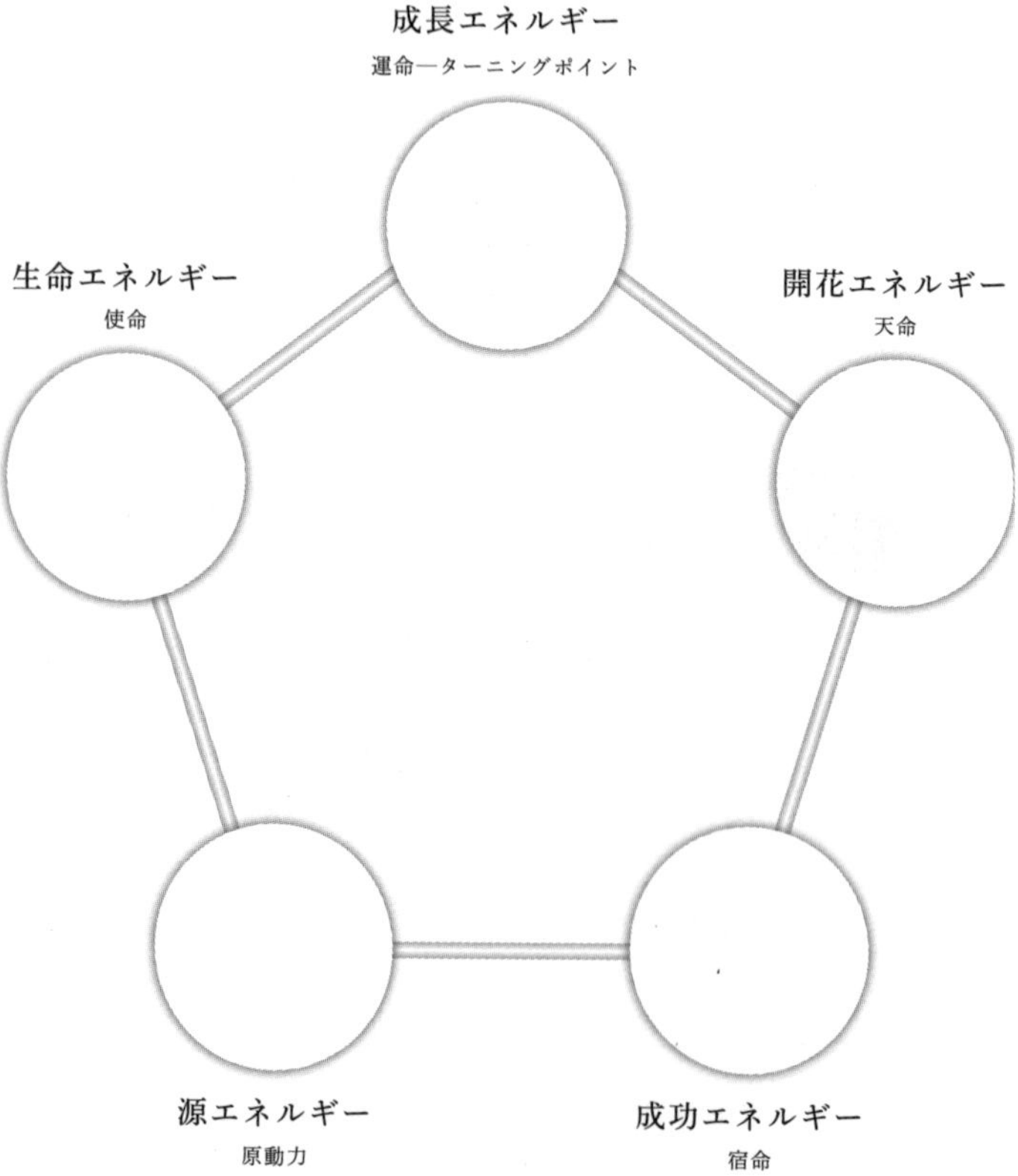

幸体学ロードマップ
実践ワーク②

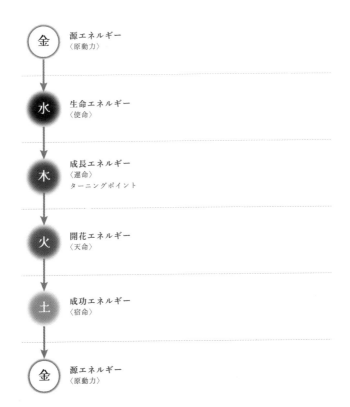

あとがき

幸体学は、万物から教えてもらった知恵であり、宇宙の法則です。人間も本来は、この自然の法則と同じであり私たちの心もまた、自然の法則ととてもよく似ています。

人間社会のルールは便利ではあるものの、個性や心のあり方までをくみ取ることは難しくルールがあることで秩序が保たれ生活がしやすいことも多々ありますが、自分と社会の意見の違いを主張することは難しく、世の中のルールが自分のルールになっていくことに疑いを持たないまま無自覚無意識のうちに影響を受けています。

更に今、物凄いスピードで生命エネルギーが変化しています。パンデミックのような世界的に人の意識に変化をもたらすようなことや、今まで起きなかった自然災害に脅かされ、苦しさや不安、迷い、悲しみ、または怒りや悔しさなど湧き上がる感情とどう向き合えばいいのか、解決策はあるのだろうかと、落ち込み葛藤している人も多くいるかと思います。例外なく私も同じで、見えないけれど振り回される大きな感情エネルギーや環境に翻弄されてきました。

たくさん悩み苦しみ「もう無理だ、自分の力では限界だ」と思ったときに「素粒水」に出会いました。

身体について20年以上学んできたにも関わらず解決してくれたのは、高額な自己啓発セミナー、ビジネス塾でもないただの「水」でした。ハッとし我に返り、私自身が救われると同時に大切なことを思い出すことができました。

捨てる神あれば拾う神ありという言葉の通り、私はまた「見えない力」に救われました。もし、今、どうしようもなく悩んでいる人がいたら少しだけでいいので、見えない存在に身をゆだねてみてください。それは、神様かもしれないし、ご先祖様かもしれません。

山の緑、川のせせらぎや鳥のさえずり、太陽の優しい光かもしれません。必ず、あなたを助けてくれている「何か」が存在しています。あなたがもし何も感じなくても、少しだけでいいので「感じてみよう」「受け取ってみよう」と意識を向けてみてください。

私たちは1人で生きることはできません。今までもこれからも、人や自然、見えない力に生かされ共に生きていくのです。信じるというより、知ろうとすることが大切なのではないでしょうか。

目に見えるか見えないかではなく、エネルギーを感じてください。

悲しいことに、目に見えることがすべて「真実」とも限りません。その現実を理解するまでに何年も時間がかかりました。ただ、その経験があったからこそ。実際に、神様のみが知りえることがあるのだと気づくことができました。その宇宙や万物の本質であり根源とされる神様エネルギーに初めて触れたときには、自然と涙が溢れました。自分の中に「初めての感覚」が溢れて、見える世界が変わり始めました。感謝とも違うのです。これが「命」そして「愛」なのかもしれません。

生があれば、死があります。いずれ私たちにも必ず死が訪れます。これは宿命であり、誰も避けることができません。だからこそ、限りある命や時間から目を逸らさず「自分」と向き合うことが大切だと思います。

あなたは何歳まで生きたいですか？　その頃のあなたは幸せを感じていますか？　やり残したことはありませんか？　どんな表情をしていますか？「老い＝病気になる」ではなく、元気に歳を重ねていきましょう。人間はもっともっと回復力があり、治癒力を持っています。あなたの中にある「自然治癒力」を信じてください。あなた自身を信じてください。

何をしてもどんなに頑張ったとしても後悔のない人生は難しいと思います。だからこそ、今が大切で、今が尊いのだと思います。今を生きること。それは、自分を生きることです。

本書を手に取り読んでくださった皆様の心・体・魂が健康となり幸せな人生を歩むための一助となることを心より願っております。

あけた　ひとみ

最後に　あけたひとみ　から
サプライズプレゼント！

自分の本質を知り
幸せ体質になる方法

実践動画プレゼント

幸体学 HP
https://koutaigaku.jp/

1．幸体学誕生ヒストリー
2．養生呼吸法 ①実践動画
3．チャクラを整える実践動画
4．ハイヤーセルフと繋がる実践動画
5．メッセージ

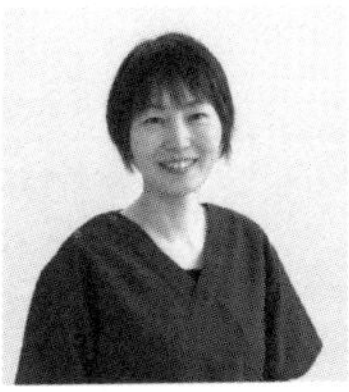

上記幸体学ホームページの QR コードより
LINE にご登録いただいた方へ
実践動画をプレゼントさせていただきます

【受け取り方法】
幸体学HP → LINE登録 → プレゼントキーワードを入力

プレゼントキーワード「幸体学」

著者略歴

あけた　ひとみ

幸体学　考案者
気功整体師
北海道出身。

幼少期より感受性が強く生き辛さを感じてきたが23歳で気功と出会い人生の転機を迎え、短所であった気の感覚の鋭さが長所となり気功整体師となる。

整体院の他、気功教室、オンラインセッション等、これまでのべ2万名に向け施術や健康コンサルティングを行う。

20年の経験を経て、『霊・体・心』を癒し幸せ体質になれるメソッド幸体学®を考案。

自分の本質を知り幸せを生きるための幸体学講座やセラピスト育成にも力を注いでいる。

2022年一般社団法人いろたまセラピー協会を設立。

北京中医薬大学日本校中医中薬科卒業
北京中医薬大学日本校気功推拿科修了
国際予防医学会予防栄養学アドバイザー

幸体学 HP
https://koutaigaku.jp/
Instagram
https://www.instagram.com/hitomi.aketa_koutaigaku/

人生を変える　～本当の自分を輝かせる方法～

2024年3月26日　初版発行

著　者　あけた　ひとみ　© Hitomi Aketa

発行人　森　　忠順

発行所　株式会社 セルバ出版
〒113-0034
東京都文京区湯島1丁目12番6号 高関ビル5B
☎03（5812）1178　　FAX 03（5812）1188
https://seluba.co.jp/

発　売　株式会社 三省堂書店／創英社
〒101-0051
東京都千代田区神田神保町1丁目1番地
☎03（3291）2295　　FAX 03（3292）7687

印刷・製本　株式会社 丸井工文社

Printed in JAPAN
ISBN978-4-86367-876-7